Ayuno Intermitente

Quema Grasa y Gana Músculo a Través del Ayuno Intermitente Para una Rápida Pérdida de Peso y un Estilo de Vida más Saludable para Hombres y Mujeres

Elliot Cutting

Índice de Contenidos

Conclusión

Introducción al Ayuno Intermitente

El Ayuno Intermitente es un término que se refiere a un estilo de vida saludable que está ganando popularidad en todo el mundo. Implica ciclos alternos de comer y ayunar. En términos muy simples, el ayuno intermitente implica hacer la decisión consciente de saltar deliberadamente una o dos comidas.

Las personas que siguen esta dieta lo hacen por sus numerosos y probados beneficios. Estos beneficios incluyen mejoras en la salud metabólica, pérdida de peso, longevidad, protección frente a enfermedades y un cuerpo más sano.

El ayuno intermitente es más que un simple ayuno. Es un estilo de vida que requiere el consumo de calorías en momentos específicos del día y no consumir ninguna más durante el resto del día.

Es Fácil Perder Grasa con el Ayuno Intermitente

Hay muchas dietas que la gente puede seguir. Sin embargo, más y más individuos concienciados con su salud están eligiendo el ayuno intermitente porque funciona, está respaldado por la ciencia, es manejable a largo plazo y tiene numerosos beneficios para la salud.

1. Calorías

Mucha gente tiene ideas equivocadas acerca de por qué aumentamos de peso. Piensan que es la elección de alimentos o la falta de actividad física. Sin embargo, de acuerdo con la ciencia, aumentamos de peso por el consumo de calorías en exceso. El consumo de calorías de más es el motivo por el cual aumentamos de peso.

Saltándonos comidas deliberadamente, reducimos nuestra ingesta calórica de forma regular. Cuando reducimos la cantidad de alimentos que comemos, automáticamente perdemos peso. Este es el principal concepto detrás del estilo de vida del ayuno intermitente y es por lo que aún puedes comer tus alimentos favoritos, ya que tu intervalo de ingesta se ve reducido.

2. Terapéutica

Durante muchos siglos, los doctores han documentado los poderes curativos del ayuno. Desde principios de 1900, los doctores han usado de forma exitosa el ayuno intermitente para enfrentar problemas de salud tales como la diabetes, la epilepsia y la obesidad.

Este enfoque está teniendo un exitoso resurgir. El ayuno intermitente es algo común ahora. Las personas a dieta prefieren este estilo de vida por ser saludable, la pérdida de peso y los beneficios terapéuticos. Ayunando, obtienes todos estos beneficios sanadores y terapéuticos.

3. Autofagia

Uno de los beneficios más poderosos del ayuno intermitente viene de la mano de la autofagia. La autofagia es el sistema definitivo de reciclaje del cuerpo. Ahora, cada vez que ayunamos, ponemos en marcha el proceso de autofagia. Cuando las células de nuestro cuerpo se ven privadas de calorías, inician este proceso.

La autofagia reemplaza partes desgastadas y dañadas de nuestras células con otras nuevas. Esto ayuda a preservar la salud de los tejidos. Las células de nuestro cuerpo crean una membrana que rastrea células desgastadas, enfermas y muertas para después consumirlas. La molécula resultante se usa para crear nuevos componentes celulares y producir energía. En el proceso, las células también se deshacen de toxinas y consumen organismos dañinos, tales como patógenos.

Por tanto, la autofagia lleva a cabo una detoxificación efectiva a lo largo del cuerpo, ayudando a eliminar patógenos dañinos causantes de enfermedades, células desgastadas y enfermas y, además, reduciendo la inflamación. Normalmente, la autofagia tiene lugar cuando las células del cuerpo digieren proteínas para liberar aminoácidos y producir la energía que necesita el cuerpo. Este proceso ralentiza el proceso de envejecimiento y estimula el metabolismo.

¿Cuáles Son los Orígenes del Ayuno?

Ayunar simplemente significa la abstinencia deliberada de beber, comer o ambos, durante un período específico de tiempo. Hay diferentes formas de ayuno dependiendo de donde vivas. Una de esas formas es el ayuno absoluto. Este tipo de ayuno requiere abstinencia total de comida y bebida por un período de 24 horas.

El hombre ha ayunado por varias razones desde tiempos inmemoriales. Humanos y animales ayunan de forma natural durante enfermedades o momentos de mucho estrés. Ayunar es crucial porque proporciona descanso, equilibrio y preserva energía en momentos críticos.

Los primeros filósofos, sanadores, grandes pensadores, matemáticos y físicos usaban el ayuno como terapia con fines curativos. Algunos de estos intelectuales son Sócrates, Aristóteles, Hipócrates, Galeno y Platón. Todos ellos hablaron favorablemente del ayuno y cuán terapéutico es.

Ayunar es común también entre casi todas las religiones mayoritarias del mundo. Esto incluye el Budismo, Islam, Judaísmo y Cristiandad. Ayunar por motivos religiosos es común entre estas religiones. Es un ayuno por fe hacia una deidad superior y, a veces, una forma de sacrificio o limpieza.

Otras personas y comunidades ayunan como parte de sus tradiciones. Por ejemplo, los Indios del norte y sur de América ayunan de forma regular durante ciertas tradiciones como rezar por la lluvia o llorar la muerte de una gran persona. Sanadores del siglo XIX usaban el ayuno como forma de terapia curativa. La práctica del yoga, que tiene algunos elementos de ayuno, es conocida desde hace miles de años. Incluso antiguas prácticas curativas como el Ayurveda incluye formas de ayuno. Hasta personas ordinarias como tú y yo practicamos el ayuno nocturno prácticamente cada día.

Razones por las que las Personas Ayunan

Por motivos religiosos
Motivos políticos
Salud - para tratar una enfermedad
Razones médicas - para procedimientos médicos o propósitos diagnósticos

¿Por qué Es el Ayuno Intermitente el Enfoque más Fácil?

La investigación ha mostrado que el ayuno intermitente es extremadamente efectivo en lo que a pérdida de peso se refiere - y, específicamente, pérdida de grasa. Es tan efectivo como la restricción de calorías, pero más fácil, especialmente comparado con otros tipos de dietas por un gran número de razones.

1. El ayuno intermitente reduce los niveles de insulina

Cuando comemos, los niveles de insulina en el cuerpo aumentan, Esto hace más difícil perder peso. Sin embargo, cuando ayunamos, los niveles de insulina decrecen significativamente. Esto permite que el cuerpo acceda a las reservas de grasa para obtener energía.

Numerosos estudios han confirmado que el ayuno intermitente no solo ayuda a reducir peso, sino que también mejora la composición corporal, aunque los resultados pueden variar de un individuo a otro. Un estudio publicado en JAMA Internal Medicine en 2017 muestra que las personas a dieta tienden a perder entre un 5% y un 6% del peso corporal total cuando siguen un ayuno intermitente.

2. El ayuno intermitente ayuda a mantener masa muscular

Uno de los beneficios de perder peso mediante ayuno intermitente es que solamente se pierde grasa y no músculo. Esto según Krista Varady, Ph.D., una científica investigadora de la Universidad de Illinois en Chicago. Es también profesora asociada de nutrición y kinesiología en la misma institución.

De acuerdo con sus descubrimientos, la mayoría de la gente que baja de peso típicamente pierde un 75% de grasa y un 25% de masa muscular. Sin embargo, con el ayuno intermitente, más del 90% de la pérdida de peso es grasa.

3. Eres capaz de controlar los antojos

Una de las razones por las que aumentamos tanto de peso es que sucumbimos a los antojos. Queremos azúcar y almidón porque nuestros cuerpos están acostumbrados a ellos. Afortunadamente, cuando adoptas un estilo de vida de ayuno intermitente, todos tus antojos acaban eventualmente desapareciendo. Ya no te apetecerán alimentos poco saludables ni aperitivos.

4. El ayuno intermitente reducirá drásticamente los niveles de colesterol y triglicéridos

De acuerdo con estudios recogidos en Nutrition Reviews, se ha mostrado que el ayuno intermitente no solo reduce grasa corporal sino los niveles de colesterol y triglicéridos. Esto es tanto en individuos con sobrepeso como con peso normal. Esto tiene que ver, principalmente, con los niveles de insulina. Cuando consumes menos calorías cada día, los niveles de azúcar en sangre descienden y los niveles de insulina se estabilizan.

¿Hay alguna trampa?

El ayuno intermitente es tan efectivo en lo que a la pérdida de peso se refiere que algunas personas se preguntan si hay alguna trampa o desventaja. Sin embargo, los expertos están de acuerdo en que no hay desventajas reales en este estilo de vida. Es un enfoque bastante seguro de la forma de comer y vivir que prácticamente nunca lleva a desórdenes alimentarios.

El único obstáculo menor que enfrentan la mayoría de las personas es al comienzo del ayuno cuando deben lidiar con el hambre. Puedes esperar que los primeros cinco días supongan un desafío porque sentirás hambre. Sin embargo, hay formas de combatir los ataques de hambre. Si estás ocupado, lo más probable es que tu mente no se centre en el hambre sino en otras cosas.

¿Qué Hace al Ayuno Intermitente Diferente de otros Programas para Perder Peso?

Hay muchas razones por las que el ayuno intermitente es mucho mejor y más efectivo en comparación con otras dietas y programas de pérdida de peso. El factor más importante es que el ayuno intermitente es un estilo de vida y no una dieta.

El ayuno intermitente es un estilo de vida que requiere que conscientemente te saltes comidas de forma ocasional. La mayoría de las otras dietas son temporales y tienen metas y requerimientos poco realistas. Algunas son incluso peligrosas por esos requerimientos. Sin embargo, ha sido probado por expertos en salud, investigadores y otras personas que el ayuno intermitente es efectivo y manejable a largo plazo.

El ayuno intermitente no determina qué alimentos debes comer. Lo que hace es determinar cuando debes comer y cuando ayunar. Sin embargo, para conseguir el mayor número de beneficios de este estilo de vida, es aconsejable comer alimentos naturales, comidas saludables y nutrientes de todos los grupos principales de alimentos. De esta manera, tu cuerpo recibirá todos los nutrientes esenciales que requiere de los distintos grupos de alimentos.

Puedes esperar vivir tu mejor vida libre de grandes enfermedades y condiciones médicas crónicas. Ya que el ayuno intermitente aboga por un estilo de vida físicamente activo, disfrutarás un estilo de vida completamente saludable. También promueve la longevidad basado en numerosos estudios que han sido publicados.

Es una Dieta para Amantes de la Comida

A veces, se hace referencia al ayuno intermitente como una dieta para los amantes de la comida o foodies. Un foodie es sencillamente una persona que tiene un gran interés por la comida y un gusto refinado. La mayoría de los foodies han probado numerosas dietas y los resultados no siempre han sido agradables.

Si sigues esta dieta o estilo de vida, no verás limitadas tus opciones de alimentos. El ayuno intermitente, de hecho, ofrece la flexibilidad definitiva en lo que a opciones de comida se refiere. Esto implica que eres libre de disfrutar de una amplia variedad de alimentos, incluso esos que están prohibidos en otras dietas, y aun así te beneficiarás de los ayunos regulares. Aún tendrás que vigilar las calorías, pero tener una variedad tan grande de alimentos donde elegir es definitivamente liberador y hace que este estilo de vida destaque por encima de los demás.

¿Qué Dicen los Doctores sobre el Ayuno Intermitente?

Los doctores han oído hablar sobre todas las dietas y patrones de alimentación que existen. También han leído sobre algunas de las más populares, como el ayuno intermitente. Sin embargo, solo el ayuno intermitente está respaldado por investigación y evidencias. La mayoría de los profesionales de la salud están impresionados con los descubrimientos de estas investigaciones.

Uno de los estudios más recientes, sobre metabolismo celular, expone los beneficios del ayuno intermitente. El estudio muestra que recortar calorías, incluso por períodos cortos de tiempo, puede provocar serios cambios en nuestro cuerpo y nuestra salud general. Sin embargo, deberías hablar con tu médico para asegurar que comes adecuadamente y no pierdes nutrientes importantes, especialmente en los días de ayuno.

Los doctores creen que este es un excelente estilo de vida que, seguido de forma correcta, puede conducir a un estilo de vida saludable, pérdida de peso y mucho más. También creen que hay que tomar precauciones suficientes. Por ejemplo, no se debe ayunar por períodos extensos de tiempo ni tener problemas previos de salud.

Una persona con determinadas condiciones médicas debería evitar seguir este tipo de dieta sin seguir el consejo de un médico. Por ejemplo, mujeres embarazadas o en período de lactancia, cualquier persona con historial de desórdenes alimentarios o aquellos recuperándose de cirugías deberían abstenerse de este estilo de vida.

El Consumo de Calorías es Crucial

A partir de los descubrimientos de las investigaciones, muchos doctores creen que todo está relacionado con la ingesta de calorías. La razón es que la mayoría de las personas que siguen este estilo de vida también siguen otras dietas como la cetogénica, la mediterránea, etc. Cuando la ingesta de calorías es limitada, incluso las personas con sobrepeso y obesidad pierden peso. Perder peso viene con otros beneficios como niveles estables de insulina, tensión arterial más baja, mejor metabolismo y menor riesgo cardiovascular.

Tal estilo de vida debería ser adaptado a largo plazo y no debería tratarse como una dieta de moda a corto plazo. La dieta no debería reducirse a un ciclo insano de atracones y restricciones calóricas, ya que esto acabaría con el propósito previsto. Es necesaria disciplina y tener metas en mente es crucial para el éxito a largo plazo.

Más que dejar que este estilo de vida te defina, deberías centrarte en tener buena salud y una adecuada nutrición. Cuando comes bien, te vuelves más saludable y evitarás condiciones crónicas tales como enfermedades cardíacas y tensión arterial elevada. Asegúrate de aumentar el consumo de frutas y verduras y reducir la ingesta de carbohidratos. Si encuentras un plan que te funciona, entonces te volverás física y mentalmente sano y feliz.

Capítulo 1: Ayuno Intermitente como Estilo de Vida

El ayuno intermitente como estilo de vida requiere que ajustes tus hábitos alimenticios. Cuando empiezas a seguir este estilo de vida religiosamente, deberás privar tu cuerpo de alimentos durante cierto número de horas en días particulares.

El ayuno intermitente es más un estilo de vida que una dieta. Así, necesitarás saber claramente en qué te estás metiendo. La comida es, generalmente, un elemento importante en la mayoría de las culturas y nuestras vidas giran en torno a ella. Como persona a dieta, debes saber que el ayuno intermitente consiste en una serie de diferentes protocolos. Estos protocolos definen los períodos de alimentación y ayuno. Por ejemplo, existen protocolos tales como el 5-2 y el 8-6.

El protocolo 5-2 dicta alimentación normal durante cinco días de la semana, seguidos por dos días de ayuno. Necesitas encontrar el protocolo de ayuno intermitente que mejor te funciona y mejor se adapta a tu calendario habitual. Por ejemplo, si eres más activo por las mañanas elige un protocolo que vaya bien con ese horario.

Además, cuando elijas tu protocolo de ayuno principal, debes tener en cuenta las razones por las que estás ayunando y tu horario habitual. Algunas personas están extremadamente ocupadas durante la semana, pero solo ligeramente ocupados el fin de semana. Otros desean perder peso. Lo que necesitas hacer es asegurarte de que tu protocolo de ayuno preferido se adapta a tu estilo de vida.

Cómo Empezar la Transición

La transición será probablemente la parte más desafiante. Esto se debe a que empezarás a ayunar de forma regular. Tu principal preocupación en este momento debe ser adaptarte tranquilamente a tu protocolo principal. Puedes, por ejemplo, retrasar tu siguiente comida un par de horas. Si tienes el hábito de picar a medianoche, intenta no hacerlo porque no es saludable.

Mientras que este estilo de vida es principalmente comida y ayuno, su éxito está basado en tu estado mental. Debes entrenar tu mente para ajustarse a este estilo de vida. Puedes, por ejemplo, retrasar tu desayuno en torno a una hora y dejar de comer por la noche una hora antes de lo habitual para ir preparando tu mente para los inminentes cambios de estilo de vida.

Este tipo de entrenamiento mental es parecido a la forma en que son entrenados los músculos. Primero debes empezar con poco peso y progresivamente irlo incrementando. Este proceso continuará mientras vayas gradualmente modificando tus hábitos alimenticios y estilo de vida general.

Empezando con el Ayuno Intermitente

Uno de los principales requerimientos del ayuno intermitente es cambiar tus hábitos alimenticios. Este estilo de vida no te priva necesariamente de comida, sino que dicta cuando comer y cuando ayunar. Una vez que empieces con este estilo de vida tendrás que aprender cómo pasar largos períodos sin comer.

En la mayoría de las culturas del mundo, la comida es un gran aspecto de la vida y nuestras vidas giran en torno a ella. Es crucial que elijas el protocolo más adecuado para que este nuevo estilo de vida te funcione. Aquí tienes algunas de las mejores formas de empezar.

○ *Elige tu protocolo de ayuno principal*

Hay diferentes tipos de protocolos que puedes seguir. Puede ser el 5-2, 16/8, come-ayuna-come y muchos más. Piensa en tu forma de vida, tal como calendario de trabajo, compromisos familiares, horario de ejercicio y demás. Encuentra el protocolo que mejor se adapte a tu circunstancia.

También hay otros factores a tener en cuenta. Por ejemplo, ¿cuáles son tus motivos para ayunar? La mayor parte de la gente ayuna para perder peso. Si tu propósito es perder mucho peso, entonces quizás debas considerar el protocolo come-ayuna-come o una versión modificada del protocolo 16/8 en el que ayunas durante 18 horas y el intervalo de alimentación dura solamente 6 horas.

o *Ajusta tus hábitos alimenticios*

Mucha gente que empieza el estilo de vida del ayuno intermitente consume opciones poco saludables de comida. Comen mucha comida basura, procesada, bebidas carbonatadas... El problema con hábitos alimentarios insanos es que afectan al azúcar en sangre, los estados de ánimo, niveles de energía y hormonas.

Deberías ajustar tu dieta y empezar a comer mejor. Elige alimentos sanos y naturales como frutas y verduras, granos integrales, jugos, ensaladas, frutos secos y semillas. Una dieta más sana y entrenamientos regulares darán como resultado un cuerpo sano y pérdida de peso a largo plazo.

5 Errores Comunes que la Gente Comete en la Transición al Ayuno Intermitente

1. Miedo a tener hambre aunque sea por poco tiempo

Sentir hambre es parte de la vida y nos pasa a todos. De hecho, tenemos hambre una gran parte del tiempo. Sin embargo, no es malo tener hambre durante un par de horas. Los ataques de hambre no te matarán ni harán que tus músculos desaparezcan. Esto es un hecho que ha sido probado una y otra vez.

Puedes perder peso y no volver a recuperarlo a la vez que entrenas en el gimnasio. El experto en salud y ejercicio Jeremy Scott tiene experiencia personal en ayuno intermitente. Él aconseja seguir este estilo de vida y, a la vez, levantar peso y entrenar de forma regular. De esta manera serás capaz de desarrollar masa muscular fuerte.

Además, tener hambre por unas cuantas horas no te matará. Tu sistema digestivo, de hecho, se beneficiará de este descanso. Es más que posible pasar 16, 18 o 24 horas sin comer. Los ayunos de períodos cortos, como los protocolos de ayuno intermitente, no causan ningún daño muscular significativo. Hay numerosos estudios que así es.

2. Comer comida basura la mayor parte del tiempo

No tendrás éxito a largo plazo si comes comida basura, procesados, bebidas gaseosas y todo eso. Expertos dicen que no puedes construir una casa de 1 millón de dólares con un salario de $1. Esta declaración es absolutamente correcta.

Una de las frases más comunes que la gente dice es, "la pérdida de peso es una lucha". Sin embargo, verás que la mayor parte de las veces tiene que ver con la nutrición. La mayor parte del tiempo la gente no come bien.

Cualquier persona que esté batallando con perder peso después de adoptar el estilo de vida del ayuno intermitente, probablemente no esté comiendo los alimentos adecuados. Comidas de mala calidad y aperitivos hacen que sea más difícil perder peso. Recuerda que limitar tu ingesta calórica es la mejor solución para perder peso y mantenerlo.

Así, necesitas vigilar tu ingesta calórica y, además, asegurar que esas calorías son de calidad todo el tiempo. Esto significa comer, sobre todo, alimentos naturales y frescos como frutas y verduras y evitar alimentos procesados todo lo posible.

3. Sumergirse en el ayuno intermitente demasiado rápido

Una de las razones por las que la gente fracasa al intentar cambios en su estilo de vida y dieta es sumergirse demasiado rápido. Es recomendable parar un momento a pensar qué tan distinto puede ser el estilo de vida del ayuno intermitente de lo que estamos acostumbrados a hacer.

Por ejemplo, si estás acostumbrado a comer cada dos horas y te lanzas al ayuno intermitente, encontrarás complicado lidiar con todos los cambios. Es recomendable empezar despacio y seguir protocolos como el 12-12. Este protocolo es ideal para principiantes y permite ayunar por 12 horas y después tener un intervalo de alimentación de otras 12 horas. Muchas personas empiezan de esta manera, siguiendo este protocolo.

4. Comer demasiado durante el intervalo de alimentación

Otro error muy común que cometen los principiantes es comer demasiado durante el intervalo de alimentación. A pesar de que este estilo de vida no determina qué debes comer, la práctica dice que debes limitar la ingesta calórica a alrededor de 2200 calorías para mujeres y 2600 para hombre.

Incluso si has estado ayunando durante horas, debes vigilar qué comes. Consumir demasiadas calorías durante el intervalo de alimentación hará que se almacenen en tu cuerpo en forma de grasa. Esto anulará el propósito de este estilo de vida que de otra forma sería beneficioso. A veces, nos desprendemos tanto física y emocionalmente que cuando llega el momento de comer nos excedemos. Por tanto, intenta no preocuparte demasiado por tu siguiente comida, ya que esa es la receta para el desastre.

5. Ser demasiado ambicioso

A veces, la gente empieza con expectativas extremadamente altas. Vemos que algún amigo ha perdido bastante peso gracias al ayuno intermitente y decidimos lanzarnos de lleno. Algunos esperan perder mucho peso en apenas días. Sin embargo, no debes ser muy duro contigo mismo ni demasiado ambicioso porque los resultados pueden decepcionarte.

Pasar de seis comidas al día a solo una no es solamente ambicioso, sino extremo desde cualquier punto de vista. En vez de dar un paso tan drástico, es preferible dar pasos constantes y graduales hasta que te acostumbres a este nuevo estilo de vida. Hay otros protocolos que puedes seguir y que son bastante efectivos. Piensa en el protocolo 16/8 o en el come-ayuna-come. Es relativamente fácil adaptarse a ellos. Si sigues este estilo de vida, debes hacerlo de forma estructurada.

Come tus Comidas Favoritas y aun así Pierde Peso

¿Sabías que puedes comer tus comidas favoritas y aun así perder peso? Con el ayuno intermitente es más que posible. La razón es que el ayuno intermitente te dice cuando comer, pero no qué. Básicamente, no te verás privado de tus alimentos favoritos. Este estilo de vida simplemente aconseja sobre el momento en que comer.

La mayoría de nosotros tenemos una o varias comidas que nos gustan particularmente. Sin embargo, a veces esas comidas preferidas pueden hacer que no perdamos peso y lo mantengamos así. Hay muchas dietas que nos privan de nuestros alimentos favoritos. Aun así, muchas de estas dietas no funcionan o solo dan resultados a corto plazo. Afortunadamente, el ayuno intermitente te permite disfrutar de tus comidas favoritas mientras pierdes peso y llevas un estilo de vida saludable.

Durante el período de ayuno, no debes consumir ninguna caloría. Sin embargo, puedes beber agua y bebidas sin calorías, tales como café y té verde. Durante el intervalo de alimentación sí puedes comer cualquier cosa que quieras. Aun así, debes tener cuidado con las calorías. Esto significa consumir la cantidad recomendada de calorías con la finalidad de perder peso o mantener una musculatura magra. Se supone que debes comer bien, alimentos sanos y naturales la mayor parte del tiempo. Por tanto, si te gusta la carne, como la ternera, el pollo o el pescado, puedes comerlos pero con moderación.

El ayuno intermitente estimula los genes que queman grasa y calorías. A través del ayuno se activan genes que desacoplan proteínas y enzimas cruciales para la oxidación de la grasa. Una vez desacopladas, estas proteínas producen agujeros en las mitocondrias, que producirán menos energía debido a estos agujeros.

Entonces, tu cuerpo se verá forzado a quemar más calorías para obtener energía. Por tanto, ayunar no solamente priva a tu cuerpo de calorías, si que también aumenta la quema de calorías a lo largo del día. Cuando el ayuno intermitente se lleva a cabo de forma correcta, puedes acabar comiendo la mayoría de tus comidas favoritas y aun así perder peso y mantener la masa muscular.

Auto-Disciplina y Ayuno Intermitente

Si realmente quieres disfrutar los beneficios que conllevan este estilo de vida, entonces tienes que ser disciplinado. Sin disciplina es probable que este estilo de vida no te funcione.

Uno de los pasos más importantes es concentrarse en los beneficios de este estilo de vida. Esto ayudará a mantenerte motivado. Cuando estés motivado, la disciplina vendrá de forma automática.

Disciplina significa no hacer trampas durante el ayuno. No debes consumir ningún tipo de comida o aperitivo mientras ayunas. Disciplina también significa evitar alimentos que no son buenos para ti, tales como comida basura, procesados, etc. Asegúrate de no ingerir calorías excesivas y solamente comer las cantidades de comida suficientes.

Necesitas tener en mente que nada es instantáneo o fácil y que todo lleva tiempo. Asegúrate de tener presentes tus metas y deja que ellas te mantengan motivado. Deberías aumentar tus opciones de comida y comer una amplia variedad de alimentos. Básicamente, cuanto mayor sea esta variedad mejor será para ti.

Capítulo 2: Tipos de Ayuno

Resultados de investigación publicados en 2017 muestran que el ayuno intermitente puede generar beneficios similares a los ofrecidos por la restricción calórica. La restricción calórica tiene numerosos beneficios. Por ejemplo, se ha demostrado que es el único enfoque experimental que extiende la esperanza de vida un 30% y mejora las perspectivas de pacientes con cáncer. Sin embargo, investigaciones demuestran que el ayuno intermitente es más eficaz que la restricción calórica.

Expertos en salud tales como doctores, creen que el ayuno es, de hecho, una excelente idea. Es recomendable privar al cuerpo de nutrición unas cuantas horas un par de veces en semana, cada semana. Hay bastante evidencia que muestra los beneficios de una privación de alimentos controlada. Hay distintas formas de privar al cuerpo de calorías, en el ayuno intermitente estos métodos reciben el nombre de protocolos.

Hay un gran número de protocolos intermitentes. La elección de protocolo no es más que una cuestión de preferencia personal. No existe un protocolo que sea mejor que otros. Sin embargo, algunos pueden ser más eficaces que otros. La cuestión es encontrar el que realmente encaje perfectamente con tu forma de vida. Algunos protocolos comunes son:

- El protocolo de ayuno 16/8
- El protocolo 5-2
- Protocolo come-ayuna-come
- El ayuno de 24 horas
- Protocolo de ayuno 18/6

El objetivo de cada protocolo es aconsejarte sobre cuando ayunar y cuando comer. Sin embargo, el objetivo más básico de cada uno es permitirte ayunar por un período de tiempo antes de comer a propósito. Vamos a examinar estos protocolos con más detalle.

1. Protocolo de Ayuno 16/8

Una de las formas más populares de llevar a cabo el ayuno intermitente es conocida como el protocolo de ayuno 16/8. Este protocolo estipula que ayunes un total de 16 horas dentro de un período de 24 horas. A continuación tendrías un intervalo de alimentación de 8 horas.

Como ejemplo, puedes tomar tu última comida del día a las 8:00 pm. A continuación te vas a la cama a las 10:00 u 11:00 pm y no comes nada hasta 16 horas después, es decir, hasta las 12:00 del mediodía siguiente. Entonces, en las siguientes 8 horas, es decir, hasta las 8:00 pm nuevamente, tomarías todas las comidas y aperitivos.

Puedes repetir este ciclo tan a menudo como quieras o seguirlo un par de días por semana dependiendo de tus preferencias. Este protocolo en particular se ha vuelto muy popular en todo el mundo, especialmente entre los que buscan quemar grasa y perder peso.

Mientras otras dietas de moda y protocolos establecen reglas estrictas, el protocolo 16/8 es muy sencillo y fácil de seguir. No suponen ninguna carga innecesaria y, aun así, da resultados con un mínimo esfuerzo. Además de aumentar la pérdida de peso, este protocolo mejora la longevidad, estimula la función cerebral y mejora el control del azúcar en sangre.

Atributos Positivos del Protocolo de Ayuno 16/8

Se ha probado que seguir este protocolo de ayuno intermitente es beneficioso para el cuerpo de numerosas formas, incluso a nivel celular. He aquí algunos de los beneficios asociados con este protocolo de ayuno en particular:

o   Hace que los niveles de insulina decaigan a niveles muy bajos. Esto ayuda al cuerpo a que mar grasa, optimiza los niveles de azúcar en sangre y mejora la sensibilidad del cuerpo a la insulina.

- Resulta en un incremento de los niveles corporales de HGH u hormona de crecimiento humano. HGH es una hormona que juega un papel fundamental en disminuir la grasa y mejorar la composición corporal. La hormona de crecimiento humano es también extremadamente útil en cuestiones de regeneración celular.

- Se ha mostrado que protocolos de ayuno intermitente tales como el 16/8 desencadenan importantes procesos de regeneración celular, tales como la autofagia. La autofagia ayuda tanto a reparar células viejas, desgastadas y dañadas como a eliminar desechos y mantener el cuerpo sano.

Cuando sigues este protocolo, entre dos y cuatro comidas pueden caber en el intervalo de 8 horas. El protocolo 16/8 también se conoce como el protocolo leangains o de ganancias limpias. Se puede convertir en un protocolo muy fácil de seguir simplemente no comiendo ningún aperitivo después de cenar y después saltándose el desayuno a la mañana siguiente.

Por tanto, si tu última comida fue a las 9:00 pm la noche anterior, solo tienes que asegurarte de no picar nada durante el resto de esa noche ni la mañana siguiente. La siguiente comida sería al día siguiente a la 1:00 pm, habiendo ayunado en ese momento durante 16 horas.

Aspectos a Tener en Cuenta

Asegúrate siempre de que comes, principalmente, alimentos sanos como verduras frescas, mucha fruta, carnes magras, granos integrales, etc. El protocolo 16/8 es el más fácil de seguir y también la forma más natural de seguir un ayuno intermitente. A medida que sigues este protocolo, asegúrate de evitar comidas basura y alimentos procesados, ya que no son buenos para tu cuerpo.

2. Protocolo de Ayuno 5-2

Otro protocolo de ayuno intermitente popular es el protocolo 5-2, también conocido como dieta rápida. Hay quien cree que este protocolo en particular es el más popular de todos los protocolos de ayuno intermitente. Una razón de por qué es tan famoso es porque te permite comer normalmente durante cinco días de la semana y después ayunar durante los dos restantes.

Es preferible que los días de ayuno no sean consecutivos. Por tanto, se debe reducir la ingesta calórica durante dos días no consecutivos, limitando las comidas a un total de 500-600 calorías por día.

Muchas personas encuentran este protocolo especialmente fácil de seguir y aún más fácil adaptarse a él en comparación con otros. Como no tienes que ayunar todos los días, se considera más un estilo de vida que una dieta. No impone restricciones en cuanto a alimentos que se deben o no comer, solamente cuando ayunar y cuando comer.

500-600 Calorías

Durante los días de ayuno, consumirás un total de 500 calorías en el caso de las mujeres y 600 en el de los hombres. Ayunarás la mayor parte del día, concentrando las comidas en un intervalo de alimentación de 8 horas. El resto de la semana puedes comer de forma normal.

Protocolo 5-2 para la Pérdida de Peso

Uno de los beneficios de este protocolo es que es efectivo para la pérdida de peso. Si lo sigues correctamente, perderás peso y grasa corporal. Esto se debe a que es una dieta que requiere limitar la ingesta de calorías no solo durante los días de ayuno, sino en los días que no ayunas también. Para ello es importante no excederse en los días de no ayuno.

Si sigues esta dieta de la manera recomendada, deberías esperar perder entre un 3% y un 8% de tu peso corporal en 3 a 24 semanas. Esto sería según un estudio publicado aquí en esta revista científica. El estudio muestra también que siguiendo adecuadamente el protocolo 5-2 ayuda a perder entre el 4% y el 8% de la circunferencia de tu cintura. Esto implica perder grandes cantidades de peligrosa grasa abdominal.

Comer en tus Días de Ayuno

Por lo general, no hay normas estrictas sobre qué comer en tus días de ayuno. Algunas personas prefieren no comer nada en todo el día, dejando sus comidas exclusivamente para el intervalo de alimentación. Otras prefieren tomar un pequeño desayuno y comer muy tarde en la noche. Lo que necesitas tener en mente es que debes ingerir un máximo de 500 calorías en el caso de las mujeres y 600 en el de los hombres. Así, es recomendable organizar las comidas en consonancia. Asegúrate de que los alimentos son sanos, con bastante fibra y suficientes nutrientes. Se recomiendan alimentos proteicos, carbohidratos de bajo índice glucémico, frutas y verduras. No son solo alimentos altamente nutritivos, sino que te mantendrán lleno por más tiempo.

3. Ayuno de Días Alternos

Otro protocolo de ayuno intermitente es el de días alternos. Este protocolo supone que ayunes un día sí y otro no. Esto significa que alternarás entre días de ayuno y días de alimentación normal. Puedes modificar este protocolo para, en vez de no comer nada en los días de ayuno, comer un máximo de 500-600 calorías en esos días y en torno a 2200-2600 calorías en los días normales.

Este protocolo en particular es muy popular y efectivo para la pérdida de peso. También trae consigo muchos otros beneficios. Tu alimentación solamente está restringida la mitad del tiempo, pero los beneficios que obtienes son inmensos. Puedes beber tanta agua y bebidas no calóricas como desees. Las bebidas sin calorías incluyen café solo, té verde y té sin edulcorantes. Debes evitar otros tipos de bebidas, especialmente las azucaradas, refrescos y bebidas carbonatadas. No son buenas para tu cuerpo. Este protocolo te permite consumir entre el 20% y el 25% de tus requerimientos energéticos, que suponen un total de alrededor de 500 calorías.

Estudios llevados a cabo por científicos de la nutrición en la Universidad de Chicago muestran que aquellos que siguen ayunos intermitentes pueden perder hasta un 8% de su peso corporal en 3 a 12 semanas. Este estilo de vida es particularmente útil para mujeres, especialmente con edades comprendidas entre los 40 y los 60 años. Ayuda a reducir grasa abdominal y los resultados son mucho más impresionantes comparados con los de métodos de pérdida de peso tradicionales. El ayuno intermitente es la primera opción de muchas personas porque es fácil de seguir, tiene muy pocas restricciones, es muy efectiva y los resultados son increíbles.

4. Protocolo de Ayuno de 24 Horas

El protocolo de 24 horas es otro más de los métodos para seguir un ayuno intermitente. Este protocolo supone ayunar durante 24 horas, es decir, un día completo. Por ejemplo, si tomas tu última comida a las 8:00 pm, no debes comer nada durante las siguientes 24 horas hasta las 8:00 pm del día siguiente. Sin embargo, no tienes que adherirte a este protocolo cada día, ni siquiera cada un par de días. Puedes elegir aplicarlo una o dos veces por semana.

Un motivo por el que algunas personas prefieren este protocolo está relacionado con comer por impulso o darse atracones. La gente tiende a comer cuando se sienten solos, emocionados, frustrados, felices, confundidos o estresados. Esto significa que la comida es utilizada para lidiar con la situación emocional. Usar la comida como respuesta a las emociones no supone el mejor enfoque de estos problemas. Alimentar el hambre emocional en vez del hambre real es, definitivamente, inaceptable.

Este ayuno en particular, te permite diferenciar entre hambre emocional y real. Si aprendes a estar sin comida incluso cuando te sientes estresado o emotivo, entonces terminarás aprendiendo a lidiar con tus emociones sin la necesidad de comer.

En algunos casos, puedes ser incapaz de pasar 24 horas sin nada de comida. Afortunadamente, el ayuno intermitente es un estilo de vida flexible que te permite hacer ajustes aceptables. Por ejemplo, si no eres capaz de ayunar por un período completo de 24 horas, está bien si reduces el ayuno a 22, 20 o incluso 18 horas. En resumen, no debes perder la esperanza si las cosas no funcionan a la primera. Solamente haz lo mejor que puedas y sigue mejorando en ello.

Saltos de Comidas Espontáneos y Convenientes

Además de los protocolos anteriores, hay otras formas flexibles de ayuno intermitente que están ampliamente aceptadas. Recuerda que el objetivo de este estilo de vida es pasar largos períodos de tiempo sin comer nada. Un método como este te permite saltarte una comida cuando más conveniente te resulte. No hay un protocolo que seguir ni unas normas a las que adherirse. Todo lo que necesitas hacer es, simplemente, saltarte una comida cuando te sea posible y empezar a ver resultados.

Puedes elegir saltarte una comida cuando estés muy ocupado o cuando no tengas mucha hambre. Ha habido ideas erróneas sobre el número de comidas que se deben comer al día. Sin embargo, puedes saltarte comidas de forma ocasional. Aun así no solo no sufrirás daño alguno sino que disfrutarás de algunos beneficios.

El cuerpo humano está diseñado para manejar el estrés, incluso el hambre. Saltarse comidas no es una forma de ayuno estresante, sino más bien uno que puede adaptarse a conveniencia en el tiempo. Incluso este enfoque tan simple tiene beneficios para la salud, así que merece la pena probarlo y ver qué protocolo de ayuno encaja mejor contigo.

El Protocolo 16/8 Es Altamente Recomendado

Si quieres adoptar el estilo de vida del ayuno intermitente, deberías optar por el protocolo 16/8. Es el modelo practicado de forma exitosa por el mayor número de personas. Es más probable que tengas éxito siguiendo este protocolo en comparación con otros, especialmente si deseas perder peso y mantenerlo así. Para la salud y el bienestar a largo plazo, el protocolo 16/8 ofrece mejores posibilidades de éxito.

Capítulo 3: Transición al Ayuno Intermitente

El ayuno intermitente requiere que cambies tus horarios de alimentación, de forma que puedas pasar largos períodos de tiempo sin comer. Este estilo de vida ofrece una excelente oportunidad de perder grasa corporal, peso y de mantener masa muscular. Te permitirá reducir peso drásticamente mediante la reducción de la ingesta calórica, pero sin ser una locura de dieta. De hecho, es posible mantener tu ingesta habitual y seguir este estilo de vida.

Empezando con el Ayuno Intermitente

Una de las cosas que necesitas hacer es ajustar tus hábitos alimenticios. No vas a privar a tu cuerpo de comida o nutrición. En lugar de esto, comerás más temprano o más tarde de lo habitual. Este estilo de vida simplemente requiere que te prives de comida y nutrientes por unas cuantas horas durante el día o la noche.

A pesar de que este proceso puede parecer intimidante a primera vista, lo que necesitas hacer es seguir estos pasos:

- o Divide el proceso de ayuno en pasos más pequeños y fáciles de conseguir.
- o Pequeñas acciones paso a paso garantizan el éxito.
- o Haz observaciones sobre cada fase y después analízalas.
- o Saca conclusiones de cada observación y análisis.

Sin embargo, antes de empezar hay un par de cosas que necesitas hacer. Lo primero que deberías hacer es hablar con un experto en salud, como un médico.

1. Habla con un médico antes de empezar: Es muy importante que hables con tu médico sobre este estilo de vida antes de empezar. Tu médico evaluará tu estado de salud y te aconsejará sobre cualquier condición médica que puedas tener. Generalmente, si estás embarazada, en período de lactancia, tienes alguna condición crónica y otros problemas preocupantes, el médico te aconsejará adecuadamente.

2. Mantenlo simple: Es recomendable mantener las cosas lo más sencillas que sea posible. Cuando ayunas, puedes tomar agua, café solo, té sin edulcorantes o té verde.

3. Tómatelo con calma: Intenta comer tus alimentos habituales cuando no estés ayunando. Para obtener mejores resultados, prueba concentrarte en alimentos bajos en calorías, integrales, frutas y verduras. Además, recuerda mantenerte hidratado. En esta coyuntura, querrás llevar a cabo un programa con grandes probabilidades de éxito. Tu meta debería ser llegar al final del ayuno con éxito.

4. Tiempo: No te ciegues con los días o el tiempo. Son solamente una guía. Por ejemplo, no tienes por qué empezar o completar tu ayuno en un período fijo, digamos a las 10:00 am o las 2:00 pm. Puedes elegir seguir los horarios indicados, pero, generalmente, debes elegir días y horas que se adapten a tu forma de vida.

5. Mejor día de la semana: Depende de ti elegir qué días de la semana vas a ayunar. Ayunar los días entre semana es más conveniente en comparación con los fines de semana, ya que los primeros suelen estar más estructurados. La mayoría de la gente prefiere ayunar los lunes, miércoles o jueves. Intenta no ayunar en días consecutivos.

6. No pasa nada con los deslices: A veces fallamos en nuestro intento de adoptar este estilo de vida. Si olvidas ayunar o consumes demasiadas calorías, no desesperes. Algunas personas son propensas a caer en la tentación. Simplemente haz lo que sea necesario para volver al buen camino.

Pasos Adicionales para Empezar

1. Decide cuál es tu objetivo para ayunar

Primero, necesitas determinar qué objetivos quieres alcanzar mediante el ayuno. ¿Cuál es el propósito de tu ayuno intermitente? Para algunos puede ser perder peso y mantenerlo así. Se ha demostrado que ayunar reduce hormonas como la insulina a la vez que incrementa otras como la HGH (hormona de crecimiento humano) y la norepinefrina.

Puedes decidir ayunar para aliviar síntomas de una determinada enfermedad o incluso para evitar tomar medicación. Ayunar puede ayudarte a gestionar condiciones crónicas, como problemas cardíacos, diabetes o inflamación interna. Ayunar es bueno para prevenir enfermedades serias a la vez que aumenta la longevidad.

2. Enfrenta tus miedos y preocupaciones

Es común tener inquietudes, preguntas y preocupaciones, especialmente cuando te embarcas en una nueva aventura. También es posible que haya aspectos del ayuno intermitente que te incomoden o preocupen. Si es así, debes abordar todos esos miedos, ya que existe una respuesta para cada uno de ellos.

¿Puedo saltarme el desayuno? Por supuesto, realmente no necesitas tomar un desayuno y no es la comida más importante del día. Numerosos dietistas lo ven como una comida neutral que no afecta demasiado a tu vida. Por ejemplo, no hará que pierdas peso ni acelerará tu metabolismo.

¿Debo evitar los aperitivos? Si deseas saltarte los aperitivos, está bien. Tomar aperitivos está, generalmente, permitido como parte del ayuno intermitente, pero no comerlos también está bien. Es un hábito que no hará que pierdas peso, ya que no acelera el metabolismo. Sin embargo, tomar aperitivos sin control puede resultar en enfermedades hepáticas y obesidad. El metabolismo no se ralentizará. Es un hecho conocido que ayunar acelera el metabolismo. Cuando tu tasa metabólica aumenta, aumentas y retienes masa muscular a medida que pierdes peso.

Otras Consideraciones Importantes

- *Elige tu protocolo de ayuno principal*

Hay distintos protocolos de ayuno para elegir. Estúdialos en profundidad y decide cuáles son los que mejor se adaptan a tu forma de vida. Será mucho más fácil si encuentras un protocolo que vaya en sintonía con tu estilo de vida.

Por ejemplo, si eres una persona mañanera que prefiere trabajar duro por la mañana y disfrutar de un aperitivo después, entonces debes buscar el protocolo que mejor se adapte a ello. Otras personas prefieren entrenar por la noche, así que deberán buscar otro protocolo que se adapte a eso.

Si decides ayunar dos días en semana, entonces elige días como los lunes y miércoles o martes y jueves. De esta manera, serás capaz de ayunar sin muchas distracciones en comparación con los fines de semana, que es cuando se concentran la mayoría de las fiestas, reuniones familiares, visitas, etc.

En este caso, puedes elegir el protocolo 16/8. Esto significa que en tus días de ayuno, no comerás nada durante 16 horas para después concentrar todas las comidas en el intervalo de alimentación de 8 horas. Principalmente, comerás menos de 500 calorías en el caso de las mujeres y de 600 en el de los hombres durante tus días de ayuno. Los demás días el objetivo debe ser 2200-2400 las mujeres y 2400-2600 los hombres.

Hay un par de factores más que necesitarás considerar al elegir tu protocolo principal. Por ejemplo, ¿estás tratando de perder peso, quieres ayunar a largo plazo o por razones religiosas? Si puedes contestar esta pregunta, entonces deberás ser capaz de elegir fácilmente el protocolo más apropiado para tu forma de vida. Serás más flexible si tus motivos para ayunar incluyen mantenerte joven, trabajar en tu musculatura, longevidad, etc.

- *Ajusta tus hábitos alimenticios*

En este punto, deberías empezar a considerar ajustar tus hábitos alimenticios. Un aspecto atractivo del ayuno intermitente es el hecho de que no dicta qué alimentos comer, sino cuando comer y cuando ayunar.

Sin embargo, debes elegir alimentos sanos y naturales antes que comida basura o procesados. Para perder peso y tener un cuerpo sano son necesarios una dieta sana y entrenamientos ocasionales. Alimentos que no son saludables como la comida basura te hacen sentir aletargado y no ayudan a tu propósito de perder peso.

- *Lleva a cabo una investigación suficiente*

El ayuno intermitente tiene numerosos beneficios para la salud. Sin embargo, hay diferentes protocolos. Necesitas identificar uno de esos protocolos y seguirlo con determinación. Al elegir qué protocolo seguir debes guiarte por tu forma de vida.

Ahora Empieza la Transición

Ahora que ya tienes mucha información relevante, deber empezar el ayuno intermitente. Asegúrate de hacer la transición hacia tu protocolo de elección de forma cómoda. Puede ser que implique retrasar tu primera comida del día todo lo posible. Debes evitar comer tarde en la noche o comer aperitivos.

La Hidratación Es Crucial mientras Ayunas

Necesitas mantenerte hidratado mientras ayunas. El agua es fundamental para el cuerpo y una necesidad básica para numerosos procesos. Necesitas mantenerte hidratado para que los procesos normales del cuerpo tengan lugar sin obstáculos.

El agua hidrata el cuerpo, pero también juega otros papeles fundamentales. Por ejemplo, se utiliza para eliminar toxinas del cuerpo y por esto es que muchos expertos creen que se debe beber mucha agua, incluso mientras ayunas. Algunos dicen que deberías beber al menos ocho vasos al día.

Además de beber agua con frecuencia, necesitas consumir muchas otras bebidas. Esto incluye té sin edulcorantes, té verde y café solo. Estas bebidas ayudan tanto a mantenerte hidratado como a luchar contra los ataques de hambre.

Recuerda distribuir tu hidratación a lo largo del día. Si bebes demasiada agua de una sola vez no te hidratarás correctamente, ya que la mayoría será eliminada de forma prácticamente inmediata.

Cómo Superar los Ataques de Hambre

Si quieres superar los ataques de hambre mientras ayunas, necesitas hacer paradas deliberadamente para evitar tener hambre. El hambre puede ser tanto física como psicológica. Si consigues conquistar el hambre, especialmente en los primeros días, entonces todo estará bien.

1. Asegúrate de tener la mentalidad adecuada: Necesitas entender y aprecias que ayunar es algo real y que es probable que sientas hambre, especialmente en los inicios. Necesitas tener en mente que no sufrirás ningún contratiempo debido al ayuno. Si empiezas a sentir hambre nada más comenzar el ayuno, no debes ceder y pensar que es algo imposible. Al contrario, debes aguantar todo lo que puedas. Además, no debes fantasear con la siguiente comida o el próximo aperitivo. En su lugar, debes mantenerte ocupado y concentrarte en tu trabajo y otras cosas. También debes pensar en todos los beneficios que vas a obtener al ayunar regularmente.

2. Entiende que existe el hambre real y el hambre psicológica: Hay dos tipos distintos de hambre. Está el hambre general que sentimos después de abstenernos de comer durante un largo período de tiempo. El hambre física puede saciarse con comida. Sin embargo, también puedes sufrir hambre psicológica. El hambre psicológica o emocional es diferente. Puede ser resultado de muchas causas, como estrés, dolor emocional, culpa, preocupación, etc. el hambre psicológica te mantiene con ansias de comer más y más, especialmente comida procesada. Normalmente te sientes incómodamente lleno después de comer y te hace sentir culpable.

3. Mantén tu mente y tu cuerpo activos: Estar activo es crucial, ya que mantiene tu mente centrada en otra cosa. Si no estás ocupado, te centrarás en los ataques de hambre y seguirás pensando en comida. Por tanto, intenta centrarte en cualquier otra cosa que no sea la comida. Por ejemplo, si tienes trabajo intenta concentrarte en lo que tengas pendiente. Debes sumergirte en actividades incluso cuando no estés trabajando. Cuando estás ocupado y en constante movimiento notarás que el tiempo vuela muy rápido. Estar ocupado también te ayuda a perder peso.

4. Toma una o dos cucharadas soperas de psilio rubio (Psyllium Husk): El psilio rubio o Psyllium Husk es un tipo de fibra soluble con numerosos beneficios para el cuerpo. También sirve como prebiótico, lo cual es excelente para el sistema digestivo. Es por esto que suele utilizarse como suplemento alimenticio. Cuando tomas este producto de forma regular o como te haya sido recomendado, este saca agua de tu colon y la limpia de todo desecho, por lo que dejas de sentirte lleno o inflado. El psilio es conocido por fomentar la salud cardíaca y tener un efecto positivo sobre los niveles de colesterol.

5. Combatiendo el hambre mientras ayunas: A medida que progresas en el camino del ayuno intermitente, notarás que el hambre solo es un problema en las fases iniciales. Tan pronto como el cuerpo comience a acostumbrarse a los cambios te será más fácil lidiar con ella. Es de esperar que sufras serios ataques de hambre durante las primeras dos o tres semanas. Después de la cuarta semana el hambre dejará de ser un problema importante.

Cosas que Necesitas Desaprender

Investigaciones llevadas a cabo por varias instituciones nos han abierto los ojos a ciertas verdades. Existe mucha desinformación. Mucha gente tiene información errónea sobre ingesta de calorías, qué tipos de alimentos consumir y mucho más. Estas son algunas cosas que debemos desaprender.

1. Necesitamos tomar seis comidas pequeñas a lo largo de cada día

Hubo un tiempo en que la gente creía firmemente que había que tomar seis comidas completas cada día. Esto incluye desayuno, té, almuerzo, aperitivo, cena y postre. Todos pensábamos que así era como debíamos vivir. Afortunadamente, hemos aprendido a través de la investigación que podemos sobrevivir sin aperitivos. También podemos sobrevivir con dos o tres comidas por día.

2. Ayunar puede causar serios perjuicios

Existe la creencia popular de que el ayuno o la privación de nutrientes puede tener serias consecuencias en la salud, incluso tras un corto período de tiempo. Bien, ahora sabemos algo diferente. Ayunar es algo común en muchas comunidades de todo el mundo. Se ha practicado durante siglos con excelentes resultados. La verdad es que ayunar no solo no te hará ningún daño, sino que te ayudará a superar algunos retos que puedas estar afrontando. Ayunar puede ayudar a combatir enfermedades, dolencias y a mantenerte joven y sano.

3. El desayuno es la comida más importante del día

Durante mucho tiempo hemos sido de la opinión que el desayuno es esencial y debe tomarse cada mañana. Ahora se ha establecido que esto es falso. Para nada necesitamos tomar el desayuno. Es una comida opcional sin la que podemos estar bien. El desayuno no es la comida más importante del día. Puedes, por tanto, elegir si desayunar o saltártelo de forma regular.

4. Comer tarde en la noche es malo para ti

Por mucho tiempo, se nos ha dicho que no comamos tarde en la noche. Mucha gente cree que comer por la noche te hará subir de peso. El razonamiento es que las calorías de la comida tardía o el aperitivo de medianoche se almacenará como grasa ya que no realizas ninguna actividad mientras duermes. Sin embargo, no es así como funciona. Al cuerpo no le importa a qué hora comes. Lo que importa es el número total de calorías consumidas. Por tanto, no te preocupes tanto del momento del día en que comes, sino del número total de calorías diarias.

5. Todas las grasas son perjudiciales

Las grasas, junto con los carbohidratos, han sido castigadas durante mucho tiempo por ser malas para el cuerpo. Generalmente, la gente cree que las grasas no son sanas, que son malas. Se almacenan por todo el cuerpo y se piensa que obstruyen las arterias. Es cierto que las grasas saturadas y las grasas trans son malas para ti. Son las que se encuentran en alimentos envasados y aperitivos y pueden afectar negativamente tu salud y tu peso.

Sin embargo, las grasas monoinsaturadas y poliinsaturadas son, de hecho, muy buenas para el cuerpo cuando son ingeridas con moderación. Estas grasas se encuentran en frutos secos, aceitunas, pescado azul y aguacates. Son buenos para el cerebro, el corazón y geniales para la piel. Son absolutamente esenciales en cualquier dieta saludable y muy buenos para la salud. Está, por tanto, muy bien disfrutar de una dosis saludable de comidas con grasa cada día, siempre y cuando sean grasas monoinsaturadas y poliinsaturadas.

Ayuno Intermitente y Ejercicio

Si de verdad quieres recoger el máximo de beneficios del estilo de vida del ayuno intermitente, entonces debes asegurarte de realizar ejercicios y entrenamientos regularmente. Para ejercitar de forma efectiva debes considerar llevar a cabo rutinas de entrenamiento. Sin embargo, las cosas pueden volverse un poco difíciles durante el ayuno debido a los niveles de energía. Necesitarás tomar algunas precauciones si vas a entrenar en estado de ayuno. He aquí algunas cosas que puedes considerar.

1. Planifica tus Comidas en torno a tus Entrenamientos

Si quieres perder una gran cantidad de peso muy rápido, lo que debes hacer es entrenar con el estómago vacío. Esto quiere decir que entrenarás antes de comer nada. Esto puede ser complicado al principio, por lo que debes planificar tus comidas en consecuencia. Sin embargo, es un plan de pérdida de peso muy efectivo.

Puedes levantarte por la mañana y, probablemente, salir a correr, nadar o hacer un poco de entrenamiento cardiovascular. Sin embargo, debes asegurarte de comer el tipo de alimentos adecuados la noche anterior. Por ejemplo, debes ingerir carbohidratos complejos y proteínas. Esto ayudará a almacenar el tipo correcto de energía en forma de glucógeno. Si haces esto, entonces tendrás energía suficiente para tus entrenamientos.

Intenta no entrenar nunca con el estómago lleno. Todo lo que necesitas hacer para evitarlo es planificarlo con antelación, pensar en el entrenamiento y a qué hora quieres hacerlo. Lo más importante que debes saber es que tus necesidades nutricionales deben coincidir con las demandas de tu entrenamiento, incluso si tienes que entrenar temprano por la mañana.

2. Usa el mejor enfoque

Básicamente, cuando sea que entrenes, debes hacerlo en la medida que te apetezca. Sin embargo, debes parar si te sientes mareado, aturdido o enfermo. Esto puede ocurrir en cualquier momento que estés ayunando. Intenta empezar con entrenamientos menos exigentes y ejercicios ligeros, especialmente si no estás acostumbrado a ayunar. Tus niveles de azúcar en sangre pueden bajar a niveles serios y puedes empezar a sentirte mareado.

Recuerda prestar atención a tu cuerpo y escucha lo que te dice. Si te sientes enfermo o débil, para y tómate un descanso. Siempre puedes entrenar en otro momento. Además, una buena planificación puede ser de gran ayuda así que recuerda siempre planificar por adelantado y prepararte adecuadamente antes de los entrenamientos.

Cosas que Está Permitido Ingerir

1. Café solo

Está permitido beber café solo durante el ayuno. Tomarlo en estado de ayuno ayuda a reducir el apetito y evitar el hambre. El café también acelera el metabolismo y tiene efectos positivos sobre tu fuerza y energía. Si no te gusta el café, una alternativa pueden ser las bebidas energéticas con cero azúcar que no tienen calorías. No es recomendable, pero si necesitas un aporte de energía durante el ayuno es una alternativa.

2. Agua

Debes beber bastante agua. El agua es esencial, ya que realiza funciones importantes en el cuerpo. Es gracioso que mucha gente olvide beber cantidades suficientes de agua a pesar de ser un requerimiento sencillo. La gente evita beber agua porque carece de sabor y los hace ir frecuentemente al baño. Sin embargo, el agua limpia el cuerpo de toxinas y lo deja bien hidratado. También te hace sentir lleno, así no tienes que preocuparte por sentir hambre.

3. Té verde

Si no te gusta el sabor del agua, entonces puedes añadirle una rodaja de limón para mejorarlo. El limón no solo mejora el sabor del agua, sino que ayuda a matar gérmenes en tu sistema. Alternativamente, puedes optar por té verde.

Aparentemente, el té verde es excelente incluso durante el ayuno. El té verde reduce los ataques de hambre drásticamente y te permite seguir centrado en lo que estés haciendo más que en pensar en la siguiente comida. El té verde contiene catequinas que son eficaces quemando grasa, especialmente la difícil grasa abdominal.

El té verde también contiene poderosos antioxidantes que ayudan a la detoxificación. Promueve la autofagia, que es el mecanismo de limpieza del cuerpo. También ayuda a eliminar radicales libres, que son muy perjudiciales para el cuerpo. Por tanto, ten siempre a mano una taza de té verde cuando ayunes.

¿Caldo de carne (o de huesos)? Hay indicios de que el caldo de carne es ideal cuando estás ayunando. El caldo de carne contiene muy pocas calorías, pero es excelente durante el estado de ayuno. Contiene algunos micronutrientes que te proveen de energía. Si llegas a sentir mucha hambre, deberías calentar una taza y tomártela.

Capítulo 4: Contando tu Ingesta de Calorías

¿Qué Son los Macronutrientes?

Los macronutrientes se definen como nutrientes que aportan al cuerpo energía o calorías. Los nutrientes son sustancias químicas esenciales para determinadas funciones del cuerpo, tales como el metabolismo y el crecimiento.

Se necesitan macronutrientes en grandes cantidades y este es el motivo de que se use el término "macro". Macro significa grande. Hay tres macronutrientes principales que son esenciales para los humanos. Estos son:

- o Lípidos
- o Proteínas
- o Carbohidratos

Cada vez que comemos alimentos de una determinada categoría recibimos una cierta cantidad de calorías. Los carbohidratos y las proteínas proporcionan 4 calorías por gramo, mientras que las grasas proporcionan 9 calorías por gramo. El alcohol contiene 7 calorías por gramo. Sin embargo, no es un macronutriente y no es esencial para la vida.

El ser humano necesita macronutrientes, agua y micronutrientes para sobrevivir. Los micronutrientes son los nutrientes esenciales que nuestro cuerpo necesita en pequeñas cantidades. Por ejemplo, minerales y vitaminas.

Proteínas: Necesitamos consumir proteínas todos y cada uno de los días. De acuerdo con recomendaciones para nuestra salud, necesitamos que representen entre el 10% y el 35% de las calorías que ingerimos. Todas las células humanas contienen proteínas y

45

constituyen una parte importante de nuestros órganos, músculos, glándulas y piel.

Carbohidratos: Según la ciencia, nuestros cuerpos necesitan más cantidad de carbohidratos que de otros macronutrientes. De todas las calorías que ingerimos diariamente, entre el 45% y el 65% deben ser hidratos de carbono. Hay numerosas razones por las que son tan importantes, he aquí algunas:

- o Los hidratos de carbono son la principal fuente de energía del cuerpo.
- o Son fácilmente absorbidos por el cuerpo.
- o Son cruciales para la eliminación de residuos y para la salud intestinal.
- o Se almacenan fácilmente en el hígado y los músculos para ser utilizados en el futuro para obtener energía.
- o Son esenciales en músculos, el cerebro, los riñones, el sistema nervioso y el corazón.

Casi todos los organismos vivos, tanto animales como plantas, contienen hidratos de carbono. Aun así, es más fácil obtenerlos de unas fuentes que de otras. Por ejemplo, los almidones son una gran fuente de carbohidratos. Algunos ejemplos de almidones son:

- o Cereales en grano tales como arroz, trigo, avena, cebada y mijo.
- o Frutas como plátanos, uvas, ciruelas, cerezas, dátiles, albaricoques, melones, manzanas, etc.
- o Legumbres tales como guisantes, lentejas, judías y cacahuetes.
- o Verduras almidonadas como calabaza, boniato, yuca, patatas, etc.
- o Vegetales moderadamente almidonados como coliflor, remolacha, zanahoria o salsifí.

Grasas: Mucha gente tiene opiniones negativas acerca de las grasas y los aceites grasos. Esto se debe a que los culpan del aumento de peso. Sin embargo, las grasas son esenciales para la supervivencia humana. La ingesta diaria recomendada de grasas es de entre un 20% y un 30% de las calorías consumidas.

Las grasas están compuestas por ácidos grasos individuales. Generalmente, esos ácidos grasos son los bloques de construcción de los que están formadas las grasas. Algunos de los ácidos grasos más útiles del cuerpo son el omega-3 y el omega-6. Se les conoce también como ácidos grasos esenciales. Son importantes, principalmente, por dos motivos. Se utilizan en la creación de sustancias que controlan las reacciones químicas dentro de las células y también ayudan en la formación de las membranas o capas externas de las células. Las grasas son esenciales para los siguientes propósitos:

- o Proporcionan soporte a los órganos.
- o Son esenciales para el crecimiento y el desarrollo normales.
- o Las grasas son necesarias para la absorción de vitaminas liposolubles.
- o Son una excelente fuente de energía.
- o Hacen que la comida sea más consistente y sabrosa.
- o Ayudan a mantener las membranas celulares.

Fibra: Es un hidrato de carbono que no es digerido por el cuerpo. Este carbohidrato pasa por el tracto digestivo, ayudando a la eliminación de desechos. Es recomendable consumir alimentos ricos en fibra, ya que se ha probado que reducen el riesgo de obesidad y otras enfermedades. También se ha demostrado que disminuyen el colesterol. Las frutas, verduras y granos integrales contienen mucha fibra.

Dándole utilidad a esta información

- o Hornea o haz a la parrilla la comida en lugar de freirla.
- o Elige caballa ahumada en vez de fritos grasientos.
- o Siempre elige carnes magras como el pescado o el pollo antes que filetes.
- o Elige salsas hechas a base de tomates.
- o Ralla queso si es necesario para que dure más.

Cuando trabajas duro y vigilas lo que comes para perder peso, probablemente asumes que los demás tienen los mismos conocimientos. Si no haces esto, es probable que estés caminando a ciegas. Algunos de los pasos más importantes que debes seguir incluyen ejercitarte, aprender a contar calorías y usar aplicaciones para hacerles seguimiento.

Las calorías no representan nutrición sino energía

Cuando llenas tu plato de comida, solamente las calorías no nos dan una imagen completa de lo que pasa, solo una parte. Las calorías son un indicador de la cantidad de energía que estás comiendo. Sin embargo, no dibujan la imagen completa de la calidad o lo nutritivo que es lo que comes.

Cuando cuentas calorías, eres capaz de recibir la cantidad de energía que tu cuerpo necesita y también de asegurar que trabajas para conseguir tu meta de perder peso.

Contando Macronutrientes

Toda la comida que consumimos está compuesta por macros. Estos son proteínas, carbohidratos y grasas. Son los bloques de construcción de los que están hechos los alimentos que comemos. Hay una diferencia, sin embargo, entre hacer el seguimiento de los macronutrientes y contar calorías. Si solo cuentas macros, entonces puedes estar perdiendo nutrientes importante.

Seguimiento de macros

Hacer un seguimiento de macros fomenta la elección de tipos de alimentos más saludables. Cuando controlas tus macros eres capaz de determinar la calidad de tus calorías. Te asegurarás que tus alimentos proceden de las tres principales fuentes de calorías. Controlar los macros es bueno para ti. Hay disponibles raciones diseñadas por expertos en nutrición tales como la Food and Nutrition Board del IOM (Instituto de Medicina).

Si quieres comer de forma saludable, según sus recomendaciones, tu objetivo debe ser que las grasas representen un 20-35% de tu dieta, las proteínas un 10-35% y los hidratos de carbono un 45-65%. Yo recomiendo pocos hidratos y muchas grasas y proteínas si quieres perder más grasa y aumentar masa muscular.

Cómo Hacer el Seguimiento de los Macronutrientes

Es muy importante que aprendas a hacer el seguimiento de los macronutrientes –proteínas, carbohidratos y grasas. Controlando estos nutrientes tan importantes, serás capaz de consumir una dieta bien equilibrada de forma regular y alcanzar tus objetivos dietéticos.

Contar macronutrientes, especialmente en comidas caseras, es muy sencillo. Debes seguir un proceso paso a paso con el fin de alcanzar tus objetivos. Todo lo que necesitas hacer para controlar con éxito tu ingesta de macronutrientes es responder dos preguntas. Necesitarás ser capaz de descomponer tu comida hasta el nivel de los macronutrientes para poder determinar qué cantidades quieres comer.

1. Identifica cada uno de los distintos alimentos que componen tu comida

Si tu comida viene envasada y con una etiqueta, entonces puedes saltarte este paso. Sin embargo, si preparas la comida desde cero en casa, entonces debes apuntar cada uno de los elementos que la componen. Puedes hacerlo en un trozo de papel o incluso en una hoja de cálculo de Excel o Google. La comida podría incluir, por ejemplo, calabacín, cebollas, tomates, ajo y un poco de aceite de oliva virgen extra. Haz una lista con todos estos elementos.

2. Calcula la cantidad de cada alimento en las comidas etiquetadas

Si compras comida envasada, entonces deberías poder ver el tamaño de las porciones. Simplemente toma la cantidad que vayas a consumir y divídela por el tamaño de una porción. Una vez tengas el resultado, podrás determinar qué cantidad de cada macronutriente vas a comer.

3. Haz uso de la herramienta de búsqueda de alimentos del Departamento de Agricultura (USDA)

Usa la tabla mencionada para determinar las calorías que contienen tus alimentos. Las frutas y verduras frescas suelen llamarse alimentos crudos porque no están procesados. También puedes usar la herramienta de búsqueda para determinar la cantidad que mejor representa el contenido de cada macronutriente de tu plato.

Una vez que seas capaz de reducir tu comida a macronutrientes y determinar la cantidad de cada uno en tu plato, serás capaz de controlar el número de calorías de cada uno. Si tienes la información correcta, es muy fácil utilizar la herramienta de búsqueda de alimentos.

Ahora, suma todas las proteínas en tu plato, todos los carbohidratos y todas las grasas. Obtendrás valores tales como proteínas totales = 48.6 gramos, carbohidratos totales = 238.4 gramos y grasas totales = 62.6 gramos. Ahora lo que necesitas es convertir esos valores en calorías. Esto es muy sencillo porque ya sabemos la cantidad de calorías en cada macronutriente.

Usa un programa o una aplicación para hacer el seguimiento de tus alimentos

Alternativamente, puedes usar una aplicación de seguimiento. Si consideras que hacer el seguimiento de los macronutrientes es un poco complicado, entonces puedes usar un programa o una aplicación. En vez de calcular tu gasto total diario de energía (TDEE por sus siglas en inglés), puedes usar una aplicación que lo haga por ti.

Usar una aplicación también ayuda a ahorrar tiempo, elimina posibles conjeturas y proporciona valores más detallados. Algunas de estas aplicaciones tienen menús basados en los macronutrientes, de manera que no tengas que preocuparte por cómo aumentar tus niveles de carbohidratos a la vez que mantienes los niveles de los otros macronutrientes.

Calculando Macros para Perder Peso

Con el fin de calcular los macros necesarios para perder peso, debes determinar tu TDEE, o gasto total diario de energía. Esto es, simplemente, el número total de calorías o energía que gastas cada día. Si quieres perder peso, debes comer menos comida cada día.

Hay una fórmula básica utilizada para calcular el TDEE. De hecho, hay muchas fórmulas. Sin embargo, la más importante utilizada hoy en día se conoce como la fórmula Mifflin St. Jeor.

El gasto de energía en reposo (REE por sus siglas en inglés) es la energía que consume tu cuerpo cuando estás en reposo.

Hombres: REE = 10 X peso (kg) + 6.25 X altura (cm) – 5 X edad (años) + 5

Mujeres: REE = 10 X peso (kg) + 6.25 X altura (cm) – 5 X edad (años) – 161

Sin embargo, la mayoría de la gente no se limita a estar sentada todo el día. Se involucran en una u otra actividad. Por tanto, una vez calculado el REE puedes determinar el TDEE de un individuo basado en su actividad física.

Estilo de vida sedentario: TDEE = REE X 1.2
Poca actividad: TDEE = REE X 1.375
Actividad moderada: TDEE = REE X 1.55
Muy activo: TDEE = REE X 1.725

Un ejemplo de como calcular tus calorías

Asumamos que eres un hombre de 30 años moderadamente activo que pesa 80 kg y mide 184 cm. Esta es la ecuación que determina cuántas calorías consumes cada día.

TDEE = [10 X peso (kg) + 6.25 x altura (cm) − 5 X edad (años) + 5 = REE] X 1.55
(10 X 80) + (6.25 X 184) − (5 X 30) + 5 = REE
800 + 1150 − 150 + 5 = 1805

Como eres moderadamente activo, multiplicamos el REE por 1.55 = 2797 calorías.

Por tanto, en base a tu grado de actividad y tus medidas corporales, consumirás en torno a 2797 calorías cada día. Con el propósito de perder peso, deberías recortar no más de un 20% de tus calorías. Para mantener el peso, consume las calorías equivalentes a tu TDEE. Sin embargo, si comes más calorías definitivamente ganarás peso.

Seguimiento de Macros
Si deseas hacer un seguimiento de tus calorías, los expertos recomiendan que uses una aplicación apta para ello o un programa. Hay muchos muy fiables. Uno con muchas recomendaciones es MyFitnessApp. Está disponible tanto para Android como para iOS. También puedes usar MyMacros+, que es incluso más flexible y tiene muchas más variables y opciones.

De forma alternativa, puedes comprar y usar una balanza para la comida. Aunque en los envoltorios de los alimentos hay mucha información nutricional, puedes usar una balanza que es mucho más precisa. Usar una balanza te garantiza que estás haciendo un seguimiento preciso de lo que comes.

El Mejor Momento para Hacer Ejercicio durante el Ayuno

No hay horarios específicos de entrenamiento porque cada persona tiene sus preferencias. Sin embargo, se ha demostrado que entrenar temprano por la mañana con el estómago vacío es la mejor opción para perder peso. Incluso los expertos en salud recomiendan entrenar con el estómago vacío.

Puedes salir a correr temprano o ir al gimnasio por la mañana. Si planeas hacer ejercicio por la mañana, entonces asegúrate de comer adecuadamente en la cena de la noche anterior. Una parte importante de la cena deben ser carbohidratos complejos, ya que liberan energía lentamente.

También existen los entrenamientos y el ejercicio cardiovascular en estado de ayuno. Esto es cuando entrenas durante el período de ayuno. Este es uno de los mejores enfoques para cualquiera que busque perder peso. Sin embargo, necesitas tener cuidado. Puede ser que tu cuerpo se haya quedado sin reservas de energía y que esto te haga sentir débil y mareado. Es recomendable evitar los entrenamientos en ayuno hasta que tu cuerpo se acostumbre al estilo de vida del ayuno intermitente.

Capítulo 5: Beneficios para la Salud del Ayuno Intermitente

El ayuno intermitente tiene numerosos beneficios para la salud. Pueden ser beneficios físicos, mentales y fisiológicos. Es un hecho que lo que es bueno para tu cuerpo lo es también para tu cerebro. Aunque el principal beneficio del ayuno intermitente es la pérdida de peso, tiene muchos otros beneficios en todo el cuerpo.

El ayuno intermitente no solo ayuda a perder peso, sino a mejorar ciertos aspectos metabólicos que son buenos para el cerebro. Esto incluye resistencia a la insulina más baja y niveles bajos de azúcar en sangre, reducción de la inflamación y niveles bajos de estrés oxidativo.

Para entender los beneficios del ayuno intermitente, es importante apreciar lo que le ocurre al cuerpo cuando ayunamos, especialmente a nivel celular. Cuando ayunas, el cuerpo no dispone de toda la comida que necesita para producir energía. Sin embargo, el cuerpo necesita tener energía. Por lo tanto, el hígado empieza a transformar aminoácidos y grasas en glucosa. Tus niveles de energía se reducirán a medida que el cuerpo empiece a preservarla.

Comenzará un proceso conocido como cetosis. En este punto, el cuerpo empezará a quemar grasa almacenada para producir energía. Tan pronto como se estabilice, dejarás de sentir hambre o estar mareado. Al mismo tiempo, tu presión sanguínea bajará y tu ritmo cardíaco se ralentizará. La cetosis es excelente para equilibrar el azúcar en sangre, estimular la pérdida de peso y otros beneficios fisiológicos.

Beneficios Basados en Evidencia del Ayuno Intermitente

1. Pierdes peso y grasa abdominal resistente
Uno de los principales beneficios del ayuno intermitente es que pierdes peso y lo mantienes así. Esto es porque el cuerpo deja de depender de la comida para producir energía mientras ayunas y, en su lugar, usa las reservas de grasa. Por tanto, cuando empiezas a ayunar, empiezas un proceso lento pero constante de pérdida de peso. Mientras sigas con este estilo de vida verás una pérdida de peso progresiva. Es de esperar perder entre el 3% y el 8% de tu peso corporal en 3 a 24 semanas.

2. Ayuda a la regulación de funciones de genes, hormonas y células
Existe una clara evidencia basada en investigaciones de que el ayuno intermitente regula las hormonas y asegura un mejor equilibrio hormonal. Mientras ayunas, los órganos descansan y esto incluye al hígado, que es un órgano fundamental en el equilibrio hormonal.

Insulina: Es una hormona liberada por el páncreas. Su función es regular los niveles de azúcar en sangre. Mientras ayunas, el cuerpo empieza a convertir la grasa almacenada en la energía que necesitan las células para su actividad. A medida que el cuerpo pierde más grasa, se vuelve más sensible a la insulina y se absorbe más.

Una mejor absorción de la insulina en el cuerpo resulta en una mejor regulación del azúcar en sangre. Esto ayuda a prevenir la diabetes o a manejarla de tal manera que los pacientes lleguen a no necesitar medicación. Así, el ayuno intermitente es una excelente forma de prevenir la diabetes. La resistencia a la insulina es un fenómeno provocado por exceso de glucosa en sangre.

Hormona de crecimiento humano: La hormona de crecimiento humano o HGH es responsable de la multiplicación y división de las células. También estimula la síntesis de colágeno en el músculo esquelético y los tendones. La HGH mejora tu rendimiento físico y mejora tu sistema inmune. Ayunar multiplica casi por 5 los niveles de HGH en sangre. Tiene numerosos beneficios para el cuerpo, incluyendo el desarrollo de huesos fuertes, masa muscular, crecimiento del pelo, etc.

Cortisol: También conocido como la hormona del estrés. Es suministrada al cuerpo cuando está estresado. Es por esto que también se le conoce como la hormona de lucha o huida. Desencadena ese tipo de respuesta. Esta hormona está regulada por el ayuno habitual. Cuando la insulina es controlada correctamente, se libera muy poco cortisol en el cuerpo.

Estrógenos: Las hormonas femeninas o estrógenos pueden producir aumento de peso, irritabilidad y dolores de cabeza si está presente en grandes cantidades. Una enzima llamada aromatasa, presente en muchos tejidos, convierte la testosterona en estrógenos. Esta encima es predominante en las células grasas, por lo que, generalmente, individuos con grandes cantidades de grasa tienen altas cantidades de estrógenos.

Niveles bajos de grasa en el cuerpo reducen la presencia de aromatasa y, como consecuencia, los niveles de estrógenos se reducen.

Células: Las células proporcionan espacio de almacenamiento para grasas y, a veces, patógenos dañinos. Durante las sesiones de ayuno, el cuerpo usa esa grasa acumulada. En el proceso, el cuerpo también consume o elimina los patógenos que se encuentren en esas células. Además, las células rejuvenecen o son sustituidas por nuevas células más eficientes y libres de grasas.

3. El ayuno intermitente mejora el metabolismo

Cuando ayunas, le das un descanso al sistema digestivo. Ayunar regularmente tiende a impulsar el metabolismo, lo que ayuda a que el cuerpo queme grasa más eficazmente. El ayuno combinado con ejercicio frecuente supone la mejor forma de perder peso, quemar grasa, ponerte en forma y más. El ayuno intermitente mejora el metabolismo limpiando las células por dentro. También ayuda a regular el sistema digestivo y la acción metabólica. En el proceso, también promueve un funcionamiento intestinal sano.

En el momento en que tu metabolismo se ralentiza, el proceso de envejecimiento comienza. Es por ello que un metabolismo eficiente mantiene el envejecimiento a raya. Ayunar le proporciona a tu sistema digestivo un descanso del trabajo que conlleva la digestión. Cuando mejoras tus hábitos alimenticios ingiriendo los alimentos adecuados en las cantidades correctas, energizas tu metabolismo y se vuelve más eficiente y funciona adecuadamente.

4. Reduce el riesgo de diabetes tipo II
La diabetes tipo II es una de las afecciones crónicas más serias. Es una condición o enfermedad debida al exceso de azúcar en sangre. Normalmente, nuestros cuerpos producen insulina para ayudar a regular los niveles de azúcar en sangre. Sin embargo, estos niveles pueden aumentar tanto que la insulina no es capaz

de encargarse de ellos. La diabetes es el resultado de estos niveles de azúcar tan altos que la insulina no puede controlarlos. Cuando el cuerpo se vuelve resistente a la insulina, la glucosa se almacena en tejidos que no están diseñados para el almacenamiento de grasa.

Se ha demostrado que el ayuno intermitente reduce los niveles de azúcar en sangre y los mantienen en cantidades manejables a corto, medio y largo plazo. Con el ayuno viene una reducción drástica tanto de los niveles de azúcar en sangre como de los excesos de grasas. Es de esperar una reducción de entre un 3% y un 6% de los niveles de azúcar en sangre desde el momento en que empiezas a ayunar. Por lo tanto, el ayuno intermitente puede tener un importante efecto positivo sobre los niveles de azúcar en sangre.

5. El ayuno intermitente estimula el sistema inmune
Uno de los sistemas fundamentales del cuerpo es el sistema inmune. Proporciona protección frente a patógenos peligrosos, enfermedades e infecciones de todo tipo. De acuerdo con la investigación de los científicos en la Universidad del Sur de California, ayunar puede ayudar a regenerar el sistema inmune. Esto se consigue desencadenando la producción de nuevos leucocitos que luchan contra las infecciones y nos mantienen libres de enfermedades.

Ayunar permite que el cuerpo elimine las células ineficaces, desgastadas y dañadas que componen el sistema inmune. Los investigadores creen que el ayuno intermitente puede ayudar a impulsar el sistema inmune de personas inmunodeprimidas para prevenir infecciones y mantenerlos sanos.

6. El ayuno intermitente ayuda a extender la esperanza de vida
Existe una fuerte correlación entre ayuno intermitente y longevidad. Investigadores de la Universidad de Chicago en Illinois han descubierto que el ayuno intermitente puede retrasar el desarrollo de desórdenes que conducen frecuentemente a la muerte. La investigación ha mostrado que los individuos que

practican un ayuno regular se benefician de una vida más larga y sana que aquellos que no lo practican. Cuando tu sistema digestivo y actividad metabólica están constantemente trabajando, pones en marcha el proceso de envejecimiento. Ayunar produce la reacción opuesta. El resultado es un estrés intracelular que promueve la reparación de células y tejidos. Estas propiedades anti-edad ayudan a mantener los órganos funcionando de forma eficiente y efectiva.

7. Es excelente para la salud cerebral

El cerebro es un órgano extremadamente importante. Los científicos dicen que lo que es bueno para el cuerpo, es bueno para el cerebro. Mientras ayunas, tu tasa metabólica mejorará mucho. Un mejor metabolismo ayuda a reducir el estrés oxidativo, la inflamación y los niveles de azúcar en sangre. De acuerdo con un informe publicado en 2015 por la Sociedad de Neurociencia, el cerebro es estimulado de diferentes formas. El estudio muestra que el ayuno intermitente tiene grandes beneficios para el cerebro.

Cuando el cerebro es estimulado, tu memoria mejora de varias formas. Además, esto mejora la capacidad de recuperación después de una lesión, a la vez que promueve el crecimiento neuronal. Ayunar ayuda a reducir el riesgo de desarrollar enfermedades como el Parkinson y el Alzheimer. Los investigadores detrás de este estudio también afirman que ayunar mejora la calidad de vida, así como las funciones cognitivas de pacientes con estos problemas neurológicos.

8. Ayuda a combatir el estrés oxidativo

El estrés oxidativo es un tipo de estrés generalmente producido por moléculas inestables en el cuerpo. Estas moléculas inestables son también conocidas como radicales libres. Los radicales libres pueden ser extremadamente peligrosos para el cuerpo. Provocan serios daños en los órganos y aceleran el proceso de envejecimiento. También se cree que juegan un papel importante en el desarrollo del cáncer y otras afecciones.

El ayuno intermitente proporciona una excelente solución a estos problemas y desafíos. Descubrimientos de investigaciones muestran que ayunar de forma regular da solución a los retos planteados por los radicales libres. Básicamente, mientras ayunas, activas tus defensas frente al estrés. Estas defensas pueden activarse en el cuerpo aun en ausencia del factor estresante. A la vez que el cuerpo empieza a metabolizar grasas mientras ayunas, también empieza a eliminar desechos y toxinas. Una vez que las células están limpias, comienza el proceso de rejuvenecimiento celular. Ayunar también ayuda a combatir la inflamación.

9. El ayuno intermitente es beneficioso para tu corazón

Según las estadísticas, las enfermedades cardíacas son la principal causa de muerte a nivel mundial. Millones de norteamericanos serán víctima de afecciones del corazón. Algunos de los factores de riesgo son la presión sanguínea y el colesterol LDL, entre otros.

Los investigadores son de la opinión de que las revisiones regulares son esenciales y también ayuda perder peso. Ayunar ayuda a eliminar el colesterol malo. Estos factores deben considerarse como indicadores de alto riesgo de enfermedad cardíaca. Cuando ayunas y entrenas regularmente, ayudas a reducir estos niveles de riesgo. Un peso corporal adecuado te ayuda a ser más flexible y moverte rápido.

Con poco peso y poca grasa corporal, eres capaz de moverte más rápido y el riesgo de sufrir una enfermedad cardíaca se reduce drásticamente. Está ampliamente aceptado que cualquiera que siga este estilo de vida, tendrán un corazón más saludable.

Es sabido por los médicos desde hace tiempo que los individuos que siguen una ingesta calórica restringida una o dos veces a la semana tienen una mejor salud cardíaca que aquellos que no lo hacen.

Beneficios para la Salud de la Restricción de Calorías

Existen numerosos estudios con credibilidad que confirman los beneficios de las restricciones calóricas en la salud humana. De acuerdo con los descubrimientos de algunos de estos estudios, no es solo que te beneficies de las restricciones calóricas, sino que es un requerimiento esencial si deseas vivir una vida larga y saludable.

Estudios realizados en ratones en la Universidad John Hopkins indican claramente que restricciones calóricas a lo largo de toda la vida alteran significativamente la estructura general de la microbiota intestinal. Esta alteración sucede de una forma que estimula la longevidad. Por lo tanto, la restricción calórica estimula la longevidad mediante la alteración de la estructura de la microbiota intestinal.

La longevidad debida a restricciones calóricas tiene más que ver con la reducción de estados de enfermedad en el cuerpo que de otra forma destruirían la vida. Existen ciertas mejoras de la salud que están también asociadas con las restricciones calóricas. En ellas se incluyen una mejor sensibilidad a la insulina y niveles de grasa visceral, presión sanguínea y niveles de inflamación más bajos.

El ayuno intermitente comparte beneficios similares con la restricción de calorías, aunque no restrinjas estrictamente todos los días tu ingesta. En el año 2013, científicos de la Universidad de Chicago llevaron a cabo una investigación. Reveló un amplio rango de beneficios terapéuticos que son resultado del ayuno intermitente. De hecho, estos beneficios seguían siendo posibles aunque no hubiera una reducción significativa en el total de calorías consumidas. Realmente, si eliges un protocolo de ayuno intermitente específico, seguirás siendo capaz de consumir el mismo número de calorías cada día que antes y aun así disfrutar de los beneficios del ayuno intermitente.

El Ayuno Intermitente Ayuda con lo Siguiente

- o Reduce la inflamación.
- o Reduce la presión sanguínea.
- o Reduce niveles de grasa visceral peligrosa.
- o Induce a las células madre a iniciar un proceso de auto-renovación.
- o Protége al cuerpo frente a enfermedades cardiovasculares.
- o Mejora la función del páncreas.
- o Activa la reducción en el estrés oxidativo y el daño celular.
- o Previene o ralentiza la progresión de la diabetes tipo II.
- o Reduce significativamente el peso corporal en personas con sobrepeso y obesidad.
- o Mejora la eficiencia energética.

Consejos y Trucos para un Ayuno Intermitente Exitoso

Bebe té verde durante el ayuno. Aunque no es esencial, hace que la experiencia sea más fácil. El té verde suprime el apetito y frena los ataques de hambre.

Es importante que bebas agua cuando ayunas, ya que llenará tu estómago. Esto envía el mensaje de que ya estás lleno al cerebro y sentirás menos hambre.

Estate atento a las señales que te envía tu cuerpo. Por ejemplo, si te sientes molesto o estresado durante el ayuno, intenta relajarte. Respira profundo y céntrate porque esto es exactamente lo que te hace el hambre.

Almacena en casa suficientes comidas y aperitivos saludables. Estos pueden ser cereales, verduras y proteínas magras. Si lo haces, siempre te alimentarás con cosas saludables en vez de los tipos de alimentos equivocados.

Capítulo 6: Guía de Alimentación

El ayuno intermitente es un estilo de vida que implica un patrón de ayuno y alimentación. Es, por tanto, más que solo una dieta. Este estilo de vida no dicta lo que debes comer, sino los momentos en los que debes hacerlo. Aun así, si quieres beneficiarte al máximo de este estilo de vida, sí deberías fijarte en lo que comes.

Cambiar lo que comes es crucial porque serás capaz de perder peso y ganar masa muscular sin tener necesariamente que reducir drásticamente tu ingesta calórica. Algunas personas prefieren tomar grandes comidas en un corto espacio de tiempo. Esto es, de hecho, una forma excelente de perder peso a la vez que mantienes la masa muscular.

Comida y Nutrición

La nutrición es la ciencia que estudia los nutrientes que se encuentran en los alimentos y su relación con el crecimiento, la reproducción, la salud y la enfermedad.

Según Lauren Harris-Pincus, MS, RDN, autora también de "The Protein-Packed Breakfast Club", si quieres disfrutar de los beneficios del ayuno intermitente, debes comer sano. Esto significa comer alimentos frescos, productos naturales, cereales integrales y carnes magras tan frecuentemente como sea posible.

Alimentos Ricos en Nutrientes

Los expertos están de acuerdo en que tener una dieta equilibrada es fundamental para perder peso y mantener los niveles de energía. Es muy importante también si piensas mantener este estilo de vida. Por lo tanto, si quieres estar sano, perder peso y disfrutar de todos los demás beneficios del ayuno intermitente, debes centrarte en comer alimentos ricos en nutrientes. Estos pueden ser semillas, judías, frutos secos, verduras, frutas, cereales integrales, proteínas magras y productos lácteos.

Tu objetivo deben ser alimentos que mejoran la salud, como alimentos no procesados, ricos en fibra, integrales y alimentos que ofrecen sabor y variedad. Por tanto, asegúrate de comer un amplio rango de alimentos. He aquí una lista de algunos de esos alimentos.

Agua: Aunque no vayas a comer durante la mayor parte del día, sí puedes mantener tu cuerpo hidratado. Todos los órganos del cuerpo necesitan agua con el fin de funcionar correctamente. Aunque la cantidad de agua que cada persona bebe varía, deberías tener como objetivo que tu orina sea de un color amarillo claro todo el tiempo. Si el color fuera amarillo oscuro, significaría que estás deshidratado.

Si te deshidratas, es probable que sufras de cansancio, dolores de cabeza y mareos. Esto es aún peor cuando estás ayunando, así que asegúrate siempre de mantenerte hidratado en todo momento. Si no te gusta el sabor del agua, puedes añadirle una rodaja de limón, pepino o algunas hojas de menta.

Verduras crucíferas: Uno de los ingredientes más importantes de tu dieta es la fibra. Se encuentra en gran cantidad de verduras crucíferas como la coliflor, las coles de Bruselas y el brécol. La fibra es vital para eliminar desechos, prevenir el estreñimiento y mantener tu sistema digestivo en condiciones óptimas de funcionamiento.

Pescado: Deberías intentar comer al menos 8 onzas (o 225 gramos) de pescado cada semana o más si es posible. Hay muchas razones por las que esto es importante. El pescado no solamente es delicioso, sino que es excelente para tu salud. Esto se debe a que contiene nutrientes como vitaminas D y E, proteínas y ácidos grasos como omega-3. Si vas a ayunar durante todo el día, es mejor que lo poco que comas sea lo más nutritivo posible. El pescado es considerado también "comida para el cerebro", ya que le proporciona los nutrientes esenciales que necesita para un funcionamiento óptimo.

Aguacate: Uno de los motivos por los que el aguacate es tan popular es que contienen gran cantidad de grasas buenas. Aunque algunos pueden preguntarse por qué elegir una fruta con tantas calorías cuando el objetivo es perder peso, es una fruta muy saciante. Además, los aceites que contienen son monoinsaturados. Esto significa que son muy buenos para el cuerpo. El aguacate te mantendrá lleno la mayor parte del día, de manera que puedas preocuparte por otras cosas mientras ayunas.

Bayas: Si te gustan los smoothies, entonces deberías añadirles algo de fruta. Unas de las frutas más ricas y nutritivas son las bayas. Tienes una amplia variedad de bayas donde elegir. Van desde las fresas hasta los arándanos, pasando por muchas más. Todas ellas son una gran fuente de vitamina C. Solamente una taza proporciona más de la cantidad diaria recomendada. Existe también un estudio reciente que muestra que los individuos que consumen una dieta rica en bioflavonoides tienen pocas probabilidades de aumentar de peso a corto y largo plazo. Ambos, las fresas y los arándanos, son ricos en bioflavonoides, entre otros nutrientes.

Legumbres y judías: Las judías y las legumbres son algunos de los alimentos que más energía proporcionan. A pesar de que debes ingerir pocos hidratos de carbono, no hace daño tener algunos hidratos bajos en calorías en tu menú. Piensa en alimentos como lentejas, guisantes, judías negras y garbanzos. Las judías y las legumbres son hidratos bajos en calorías que deberías consumir regularmente. Es sabido que ayudan a perder peso, incluso cuando comes de forma normal sin restricciones calóricas.

Patatas: La gente suele creer que los alimentos blancos son malos. Sin embargo, algunos alimentos blancos como las patatas son realmente buenas. Estudios demuestran que las patatas son muy saciantes. Otros estudios apuntan al hecho de que pueden ayudar a perder peso. Sin embargo, si quieres beneficiarte de las patatas, estas deben formar parte de una dieta saludable. Puedes comerlas hervidas, asadas o como parte de un guiso. Intenta evitar las patatas fritas, tanto caseras como envasadas, ya que estas versiones no son buenas ni favorecen la pérdida de peso.

Cereales integrales: La gente todavía encuentra difícil de creer que puedes llevar un estilo de vida saludable y comer hidratos de carbono. Parece que son cosas de dos mundos distintos. Sin embargo, los cereales integrales son excelentes para el cuerpo. Están llenos de proteínas y fibra. Por lo tanto, comer solamente una pequeña porción de cereales integrales te hace sentir satisfecho.

Los estudios también indican que el metabolismo aumenta cuando eliges comer cereales integrales en lugar de cereales refinados. Deberías, por lo tanto, incluir cereales integrales como parte de tu dieta. Asegúrate de salir de tu zona de confort y prueba todo tipo de cereales integrales, incluyendo trigo turgidum (o Kamut), mijo, bulgur, farro, sorgo, amaranto, espelta y muchos más. Te sorprenderá cómo aceleran tu metabolismo los cereales integrales.

Frutos secos: Los frutos secos son bastante ricos en calorías comparados con otros muchos aperitivos. Sin embargo, contienen aceites que son muy buenos para el cuerpo. Contienen grasas buenas y esta es la diferencia entre los frutos secos y otros aperitivos, muchos de los cuales contienen grasas perjudiciales. De hecho, investigaciones sugieren que las grasas poliinsaturadas de las nueces pueden cambiar por completo ciertos marcadores en el cuerpo para hacerte sentir lleno en lugar de sentir hambre.

No deber, por lo general, preocuparte por subir de peso debido a los aceites saludables de los frutos secos. Frutos secos como las nueces realmente tienen muchas menos calorías de las que se indican en la etiqueta. Además, los frutos secos no son completamente digeridos y algunas partes quedan intactas y sin absorber.

Huevos: Los huevos son muy nutritivos y una excelente fuente de proteínas. Un solo huevo grande contiene alrededor de 6 gramos de proteínas y se puede preparar en cuestión de minutos. Debes mantenerte saciado y producir masa muscular durante el día. Hay un estudio que dice que los hombres que consumían un huevo en el desayuno en lugar de comida basura, comían menos durante el día y sentían menos hambre en comparación con los que comían comida poco sana (https://www.ncbi.nlm.nih.gov/pubmed/20226994). Por lo tanto, la próxima vez que quieras comer proteínas buenas y saciantes, recuerda hervir un huevo.

Incluye Probióticos en tu Dieta

Los probióticos son esenciales y deberían incluirse como parte de tu dieta. Mejoran el rendimiento tanto intestinal como del resto del sistema digestivo. Al estómago le encanta que le proporciones diversidad y consistencia.

Esto significa que, cuando tengas hambre, la microbiota intestinal no está contenta. Cuando haya problemas con el sistema digestivo, sufrirás de estreñimiento y otros problemas. El estreñimiento también puede provocar insomnio. Afortunadamente, hay muchas opciones en lo que a micro-bacterias y probióticos se refiere. Si tienes problemas con tu sistema digestivo, puedes añadir a tu dieta alimentos ricos en probióticos tales como kombucha, kéfir o chucrut.

Alimentos a Evitar

Hay ciertos alimentos que necesitas evitar por completo. Aunque el ayuno intermitente no dicta qué comidas debes comer, hay tipos o grupos de alimentos que debes evitar.

1. Comida frita: Generalmente, la comida frita pierde todos sus nutrientes. Los aceites de freír muy calientes alteran la naturaleza de los alimentos y dejan de ser de provecho para el cuerpo.

2. *Hidratos de carbono y azúcares simples:* Estos se digieren muy rápido y, por tanto, harán que sientas hambre muy pronto. También dispararán tus niveles de azúcar y te dejarán queriendo más.

3. *Comida envasada y procesada:* Estos alimentos son, frecuentemente, bajos en nutrientes y nunca son frescos. Generalmente, contienen grandes cantidades de azúcares añadidos, sal, estabilizantes, colorantes y otros aditivos indeseables. Definitivamente, no son buenos para ti. Si tienes que comer alimentos procesados, hazlo solamente una o dos veces cada semana.

Los Mejores Alimentos para el Ayuno Intermitente

o   Asegúrate de incluir una porción de proteínas en cada comida o aperitivo. Ejemplos de proteínas son la carne de ternera alimentada en pastos, pechuga de pollo, huevos, yogur griego, garbanzos, proteína de suero, pescado, queso cottage, levadura nutricional, atún o judías.

o   Debes tomar muchas verduras crucíferas y de hoja verde, ya que contienen grandes cantidades de minerales, vitaminas, micronutrientes y flavonoides, entre otros. Algunos ejemplos son el repollo, el brécol, las espinacas, la coliflor o la lechuga.

o   Si te apetece un aperitivo dulce, opta por alguno de fruta en lugar de dulces artificiales.

o   Asegúrate de que tu dieta incluye grasas saludables tales como aceite de oliva, aceite de coco, mantequilla de frutos secos o frutos secos como tal.

o   Los hidratos de carbono complejos son excelentes para tu dieta. Pueden venir de arroz integral, copos de avena, boniatos o quinoa. Son muy buenos para perder peso.

o También deberías beber suficiente agua a lo largo del día. Además de agua, puedes beber té verde y café solo mientras ayunas.

Trucos sobre Alimentos, Comidas y Nutrición

El ayuno intermitente es un estilo de vida que requiere que limites tu ingesta de alimentos. Primero, necesitas acostumbrarte a comer menos de tres comidas al día durante los días de ayuno. Investigadores del Instituto de Longevidad de la Universidad del Sur de California durante los últimos años han estudiado los horarios de comidas y las restricciones y la ingesta de calorías. Según sus descubrimientos, incluso hacer 3 comidas podría ser demasiado. Básicamente, estarás más sano si consumes menos comidas cada día. Aquí se exponen otras afirmaciones de los expertos.

Toma desayuno o cena, pero no ambos: Saltarse el desayuno de vez en cuando es una gran idea que introducir en tu vida. Hay quienes están tan acostumbrados al desayuno que no pueden dejarlo. Si ese es tu caso, entonces toma el desayuno y el almuerzo, pero sáltate la cena.

Llena tu plato con verduras bajas en calorías: Las verduras bajas en calorías son buenas para ti. No solo saben bien, sino que te llenan y le hacen bien a tu cuerpo. Además, elige alimentos ricos en proteínas si puedes. Estos te llenan y mantienen saciado por más tiempo.

Mantén tu ingesta de carbohidratos al mínimo: Los hidratos de carbono tienen muchas calorías, pero no te hacen sentir saciado. Como tal, es probable que vuelvas a sentir hambre muy pronto. Elige carbohidratos complejos que liberan la energía lentamente antes que hidratos simples. Algunos ejemplos de hidratos complejos son el boniato, el arroz, la pasta, la patata irlandesa, los cereales de desayuno y los copos de avena.

No tengas miedo a las grasas: Es un hecho que las grasas son muy ricas en calorías y se sabe que causan obesidad. Sin embargo, al ser ricas en calorías hacen que te sientas lleno. Intenta incluir pequeñas cantidades de grasa en tu dieta, especialmente mientras ayunas. El foco de atención debería ser asegurar que tus comidas son bajas en hidratos de carbono y azúcares, pero ricas en verduras y proteínas.

Ayuno Intermitente y Alcohol

En lo que a alcohol se refiere, es crucial que no lo toques mientras ayunas. Primero deberías terminar el ayuno, después comer y asegurar que tu estómago esté lleno antes de probar el alcohol. Además, asegúrate de que bebes suficientes cantidades de agua porque el alcohol puede ser muy deshidratante. Cuando te hidratas, no solo evitas la deshidratación, sino bajo rendimiento atlético, sequedad bucal, dolores de cabeza y dificultad para concentrarte.

Si tienes que beber alcohol, hazlo durante el intervalo de alimentación. Beber con el estómago vacío te hará beber mucho más rápido. El alcohol es fácilmente absorbido en el estómago. Se absorbe directamente a la sangre. Si tienes comida en la barriga, ralentizará el proceso de absorción. Si vas a beber alcohol, toma una comida equilibrada. Toma esta comida con tu bebida para evitar embriagarte de más.

Capítulo 7: Empezando con el Ayuno Intermitente

Cuando empiezas este cambio de estilo de vida, necesitas ajustar tus hábitos alimenticios. El ayuno intermitente requiere que te prives de comer por determinados períodos de tiempo a lo largo del día. Necesitas tener en mente que esto es un estilo de vida que adoptarás y seguirás. He aquí algunos consejos para ayudarte a comenzar.

1. Elige tu Protocolo de Ayuno Intermitente Principal

Hay muchos protocolos diferentes. Están diseñados para adaptarse a cada persona en base a sus vidas. Por ejemplo, si te gusta levantarte temprano y entrenar por las mañanas, puedes encontrar un protocolo de ayuno que se adapte a eso. Están también los que prefieren entrenar por la noche, mientras que otros lo hacen a media mañana o por la tarde.

Llevamos unas vidas tan ocupadas hoy en día que a veces apenas tenemos tiempo de pararnos a comer. Si quieres, puedes ayunar uno o dos días y después dejar de preocuparte por el ayuno el resto de la semana. Puedes, por ejemplo, optar por ayunar lunes y martes y después comer de forma normal el resto de los días.

2. Ajusta tus Hábitos Alimenticios

Otra consideración importante es que deberás ajustar tus hábitos alimenticios. Aunque este estilo de vida no te diga el tipo de alimentos que debes comer, debes aprender a ajustar tu dieta para comer alimentos más sanos, frescos y nutritivos. También necesitas fijarte en tu ingesta calórica y evitar alimentos procesados, comida basura y demás opciones poco saludables.

Comer de forma poco saludable puede dar como resultado efectos indeseados como niveles altos de azúcar en sangre, desequilibrios hormonales, bajos niveles de energía y cambios de humor, entre otros. Si eliges alimentos poco saludables, tu cuerpo se verá forzado a trabajar de más para eliminar toxinas.

3. Empieza la Transición

Ahora deberías empezar la transición. Esta transición es hacia un estilo de vida de ayuno habitual. Como ya tienes un protocolo principal, debes empezarlo de forma relajada. Esto puede ser tan simple como retrasar tu primera comida del día unas cuantas horas y adelantar la última comida de la noche.

Debes tener en cuenta que el ayuno intermitente es mucho más algo mental de lo que es sobre dieta y estilo de vida. Es muy importante en esta fase que ajustes tu forma de vida. Es parecido a como los músculos son entrenados, empezando con poco peso y pocas repeticiones, para ir incrementándolos gradualmente.

Una vez que empieces, avanza lento pero seguro. El comienzo implicará ajustes regulares de tu dieta, hábitos alimenticios y horas de ayuno. Sigue mejorando hasta que llegues a un punto en el que te sientas cómodo.

4. Busca un Grupo o Persona de Apoyo

Una vez iniciado el viaje del ayuno intermitente, considera la idea de buscar gente que comparta tus ideas y elección de estilo de vida. Si quieres tener éxito, debes pensar en asociarte con otras personas que lleven un estilo de vida similar. Hay muchos lugares donde encontrar estos grupos de apoyo. Piensa en redes sociales populares como Facebook o Twitter.

5. Considera el Uso de la Recompensa Tardía

Un enfoque que funciona maravillosamente es el de la recompensa tardía. Piensa en un niño que pide permiso a su madre para salir a jugar con otros niños. En lugar de decir directamente que sí, la madre puede retrasar su aprobación hasta más tarde. Básicamente, el retraso puede usarse como herramienta para ayudar a controlar el hambre y el ayuno intermitente. El retraso disipa el dolor del deseo.

Reorganiza tus Comidas

Es recomendable reorganizar tus comidas para que comas principalmente hidratos de carbono complejos y proteínas. Algunos de los alimentos que necesitas incluir en tu dieta son pescado, carnes magras, frutas, verduras, cereales, etc.

Debes asegurarte de que planificas tus comidas con tiempo. Cuando pienses sobre lo que vas a comer más tarde, céntrate en alimentos de calidad como proteínas limpias, carnes blancas e hidratos complejos.estos harán que te sientas lleno por más tiempo y son buenos para tu sistema digestivo. El orden de las comidas debería ser hidratos complejos primero, después hidratos simples y, eventualmente, comidas que te gusten como recompensa tardía.

El Plan de Arranque una Semana

Una de las formas de empezar el estilo de vida del ayuno intermitente es seguir este plan de una semana. Hay muchas formas de hacerlo. En vez de limitar el número de calorías, este estilo de vida te permite un pequeño intervalo en el que hacer todas tus comidas. Por tanto, el ayuno intermitente no es una dieta como tal, sino un estilo de vida y forma de comer saludables.

Una de las formas más comunes de seguir este estilo de vida es mediante el protocolo de ayuno 16/8. Este protocolo exige que ayunes durante 16 horas y después hacer todas las comidas en un intervalo de alimentación de 8 horas. Mucha gente prefiere este protocolo porque es muy fácil de seguir. Ten en mente que al menos 8 horas de esta dieta son horas de sueño. Por tanto, duermes 8 horas y ayunas por otras 8. He aquí las mejores formas de empezar este programa. Aunque pueda sonar un poco difícil al principio, es realmente simple una vez que te acostumbras. Todo lo que necesitas hacer es tener paciencia durante un tiempo y disfrutarás de este estilo de vida y del cuerpo con el que acabarás.

Menú del lunes

- o Primera comida: Pudin de semillas de chía.
- o Aperitivo: Naranja.
- o Segunda comida: Ensalada de pollo frito.
- o Aperitivo: Barrita de muesli.
- o Cena: Pollo al curry.

Menú del martes

- o Primera comida: Batido de proteínas de suero.
- o Aperitivo: Frutos secos variados.
- o Segunda comida: Ensalada vegetariana con garbanzos.
- o Aperitivo: Manzana.
- o Cena: Ensalada de quinoa.

Menú del miércoles

- o Primera comida: Batido de proteínas de vainilla.
- o Aperitivo: Barrita energética.
- o Segunda comida: Sándwich de ensalada de atún.
- o Aperitivo: Yogur.
- o Cena: Arroz frito con verduras.

Menú del jueves

- o Primera comida: Huevos fritos.
- o Aperitivo: Plátano.
- o Segunda comida: Ensalada de brécol y zanahoria.
- o Aperitivo: Almendras y chocolate negro.
- o Cena: Pollo al ajillo.

Menú del viernes

- o Primera comida: Bolitas proteicas de chocolate y coco.

- o Aperitivo: Huevos revueltos.
- o Segunda comida: Ensalada mexicana.
- o Aperitivo: Almendras.
- o Cena: Ensalada de pollo.

Menú del sábado

- o Primera comida: Barrita de desayuno paleo.
- o Aperitivo: Zanahorias con hummus.
- o Segunda comida: Ensalada de garbanzos y aguacate.
- o Aperitivo: Chips de calabacín.
- o Cena: Pollo y verduras frescas.

Menú del domingo

- o Primera comida: Smoothie de proteínas.
- o Aperitivo: Frutos secos variados.
- o Segunda comida: Ensalada de pollo.
- o Aperitivo: Proteínas de suero.
- o Cena: Ensalada de quinoa.

Acciones para una Pérdida de Peso Rápida

1. Ayuna más tiempo: Si quieres perder peso rápidamente, hay un par de cosas que debes hacer. Una es ayunar habitualmente. Por ejemplo, si estás siguiendo el protocolo 16/8, ayunarás 16 horas y comerás en un intervalo de 8 horas. Básicamente, si ayunas más tiempo, perderás más peso.

2. Aumenta tus días de ayuno: Puedes aumentar la frecuencia de los ayunos. Por ejemplo, el protocolo 5-2 supone ayunar dos días y comer normal los otros 5. En vez de ayunar dos, considera aumentarlo a tres días. Esto significa que durante tres días a la semana limitarás tu ingesta a 500-600 calorías.

3. Considera hacer cardio en ayunas: Una de las mejores formas de perder grasa corporal es hacer ejercicio cardiovascular en ayunas. Cuando entrenas con el estómago vacío, tu cuerpo se ve forzado a utilizar las reservas de grasa para producir energía. El cuerpo extraerá la energía que necesita para los entrenamientos de las grasas almacenadas.

Por tanto, si quieres perder peso rápido, reduce la ingesta calórica y entrena con el estómago vacío para quemar grasas almacenadas. Sin embargo, ten cuidado con estas técnicas porque puedes sentirte mareado, débil o desmayarte.

Capítulo 8: Manteniendo el Ayuno

Es fundamental que el ayuno intermitente se adopte a largo plazo. Es la mejor manera de beneficiarte de este increíble estilo de vida. Mantener este estilo de vida a largo plazo requiere concentración, dedicación y tomar las decisiones adecuadas. Por ejemplo, tienes que asegurarte de que elegir un ayuno intermitente que funcione para ti.

Haz que el Ayuno Intermitente Funcione para Ti

No hay una sola forma de ayuno intermitente que sea perfecta para todo el mundo. Las personas son diferentes, con distintas formas de vida y preferencias. Sin embargo, cualquier persona saludable puede beneficiarse de este estilo de vida. Esto se debe a que es seguro y puedes practicarlo tan a menudo como quieras.

El aspecto más importante es asegurarte de que estás recibiendo los nutrientes que tu cuerpo necesita. Puedes elegir seguir una dieta en particular, tal como la mediterránea o la cetogénica, de la que beneficiarte a largo plazo.

Intenta hacer que el ayuno intermitente funcione para ti. Por ejemplo, si tienes que levantarte temprano, necesitas trabajar en turnos de noche, tienes familia, pareja o cualquier cosa de ese estilo, tu vida seguirá de forma normal mientras adoptas el estilo de vida del ayuno. Deberías seguir intentándolo y experimentando hasta que encuentres lo que mejor te funciona.

Por último, debes centrarte en lo que deseas conseguir con el ayuno intermitente. La pérdida de peso es, por supuesto, uno de los principales beneficios, pero existen muchos otros también. Estos pueden ser bajos niveles de azúcar en sangre y presión sanguínea, reducción de la inflamación, mejor salud coronaria y mucho más. Centrarte en estos beneficios debería motivarte lo suficiente para adoptar este estilo de vida.

Por Qué Deberías Mantener el Ayuno Intermitente a Largo Plazo

1. Quema de Grasa sin Esfuerzo

Si quieres perder peso y mantenerlo así a largo plazo, tu mejor opción es el ayuno intermitente. Este estilo de vida que involucra ciclos de ayuno y alimentación normal se ha demostrado una y otra vez que es el mejor y más seguro enfoque para perder grasa y peso y mantenerlo así a largo plazo

Otras dietas típicas dan resultados poco impresionantes y se vuelve a ganar el peso con el tiempo. Esto puede dar lugar a frustraciones. Solo el estilo de vida del ayuno intermitente es capaz de ayudar con la quema de grasa, lo que puede dar lugar a una mayor pérdida de peso en comparación con una dieta de restricción calórica típica.

2. Acaba con el Hambre Insaciable

Existe, frecuentemente, preocupación por el hambre durante el día mientras ayunas. Esas preocupaciones no son infundadas, sino que tienen origen en experiencias anteriores con otras dietas. Mientras ayunas, tu cuerpo entra en modo de quema de grasa. Sin embargo, los ataques de hambre se irán disipando a medida que los ácidos grasos entren en el torrente sanguíneo. El cerebro no demandará energía si empieza a recibirla de fuentes grasas. Como tal, puedes esperar sentirte saciado mientras ayunas.

3. Suficiente Energía para todo el Día

Incluso mientras ayunas, es poco probable que sientas hambre o te falte energía. La razón por la que no estarás aletargado es que el cuerpo no va a depender de almacenamientos fluctuantes de azúcar como fuente de energía. Los hidratos de carbono son nuestra fuente habitual de energía, pero pueden ser poco fiables en la dieta del ayuno. Mientras ayunamos, el cuerpo recibe energía consistente para que no se quede sin combustible.

4. El Ayuno Intermitente te Motiva a Hacer Elecciones Saludables

Hay evidencia suficiente de que muchas personas que siguen el estilo de vida del ayuno intermitente tienden a mantenerlo en el tiempo. Aunque esto pueda sorprender a muchos, es algo de esperar simplemente porque los beneficios son inmensos. Existe una corriente de pensamiento que dice que nuestra fuerza de voluntad diaria es limitada. Es por esto que la gente abandona dietas ordinarias muy restrictivas. El ayuno intermitente, por el contrario, da bastante margen para tomar decisiones y deja suficiente fuerza de voluntad para seguir con este estilo de vida.

5. Aumento de la Longevidad

Ha sido probado que los estilos de vida tanto de la restricción calórica como del ayuno intermitente ralentizan o incluso detienen la puesta en marcha de enfermedades y mejoran la salud. Si no tienes ninguna afección crónica como cáncer, enfermedades cardíacas, tensión alta o diabetes, tus probabilidades de sufrir alguna de ellas se reducen drásticamente. Este es un gran beneficio del ayuno intermitente, ya que tampoco tienes que sufrir restricciones calóricas ni alimentos limitados donde elegir.

Cómo Manejar los Retos Iniciales del Ayuno Intermitente

Ten la mentalidad adecuada: Necesitas tener la mentalidad correcta cuando empiezas a ayunar. Si empiezas a sentir hambre un par de horas después de comenzar el ayuno, entonces deberías probar a centrarte en otras cosas más importantes. Debes asegurarte de tomar precauciones tales como beber mucha agua, café solo o té verde. Esto mantendrá el hambre a raya y te permitirá seguir con el ayuno. Siempre ten en mente los motivos por los que adoptas este estilo de vida y los beneficios que supone para tu organismo.

Aprende a discernir entre hambre física y psicológica: Hay una gran diferencia entre el hambre física y psicológica. El hambre física se satisface fácilmente con un aperitivo. Este tipo de hambre se siente de forma gradual y es fácilmente saciada sin sentimiento de culpa. El hambre emocional es algo diferente. Este tipo de hambre puede aparecer de pronto y puede parecer algo urgente. Causa antojos específicos y te hace comer más de lo que deberías. Cuando comes debido al hambre psicológica, te sientes incómodamente lleno y terriblemente culpable por tus acciones.

Mantén el cuerpo y la mente activos: Es importante que te mantengas ocupado mientras ayunas. Mantenerte ocupado y concentrado en el trabajo u otras tareas mantendrá tu mente alejada del hambre y la comida. Si puedes, debes intentar estar ocupado. Por ejemplo, deberías intentar sumergirte en actividades que realmente te gusten durante las horas de la mañana. Por las mañanas eres más productivo, así que intenta mantenerte ocupado en este período. Ten en mente que mientras ayunas estás perdiendo peso y deshaciéndote de grasas poco saludables.

Toma una o dos cucharadas soperas de psilio rubio (Psyllium Husk): El psilio rubio o Psyllium Husk es un tipo de fibra soluble con numerosos beneficios para el cuerpo. También sirve como prebiótico y es un suplemento alimenticio común. Cuando tomas este producto de forma regular, este se expande y saca agua de tu colon. Es un limpiador eficaz del colon y elimina desechos de forma eficiente. A medida que trabaja en tu cuerpo, no sentirás ninguna molestia abdominal, como hinchazón. Además, el psilio fomenta la salud cardíaca y tiene un efecto positivo sobre los niveles de colesterol.

Superando los ataques de hambre*:* Es habitual sufrir ataques de hambre por un corto período de tiempo. La mayoría de la gente está de acuerdo en que los ataques de hambre desaparecen en un período de dos a tres semanas. Más allá de la cuarta semana apenas sentirás hambre.

Cómo Ayudar al Cuerpo a Adaptarse al Ayuno Intermitente

1. Toma Agua y otras Bebidas para Mantenerte Hidratado

Este es uno de los trucos más sencillos y, aun así, de los más pasados por alto. Es recomendable beber mucha agua durante el día y mantenerse hidratado. También debes tomar otras bebidas no calóricas. No solo te hidratarán, sino que te ayudarán a no sentir hambre. Algunas veces el agua puede saber a poco. En esos casos puedes añadirle un poco de limonada. No debes preocuparte por hacer muchos viajes al baño. El agua limpia toxinas del organismo y te mantiene hidratado.

2. Bebe Caldo de Carne

A veces, puedes querer incrementar tus niveles de energías tomando caldo de carne (o de huesos). El caldo no contiene casi ninguna caloría, pero ayuda a mantener a raya los ataques de hambre. Investigaciones muestran que el caldo de carne suprime el apetito. También tiene propiedades anti-obesidad y hace un gran trabajo regulando el azúcar en sangre. Toma caldo de carne cuando los ataques de hambre sean muy persistentes.

3. Consulta a un Experto en Nutrición

Si quieres, puedes consultar a un nutricionista para que te dé ideas sobre como manejar el ayuno. Este experto en salud puede guiarte y aconsejarte sobre los cambios en los que te estás embarcando. Cuando no estés seguro de algo, debes pedirle asistencia o consejo.

Seguimiento del Progreso y Mantener la Motivación

Mucha gente empieza una dieta y poco después lo abandona. La razón suele ser falta de motivación, poco o ningún progreso y unas normas muy restrictivas. Afortunadamente, este no es el caso en lo que al ayuno intermitente se refiere. Primero, debes aceptar que el ayuno intermitente es un estilo de vida y no un ayuno de un solo día. Perder peso lleva un poco de tiempo. Por tanto, sé más paciente para poder alcanzar el éxito.

1. Usa un espejo para ver tu progreso

Tan pronto como empieces con este estilo de vida, mírate en el espejo. Observa cuidadosamente tu cuerpo e identifica las secciones que requieren trabajo y donde hay más capas de grasa.

Si es posible, tómate fotos para después observar los cambios al cabo de un tiempo.

2. Come alimentos variados

Más que consumir un tipo de comida o una pequeña variedad, debes considerar comer un amplio rango. Comer solo uno o un espectro limitado de alimentos acaba siendo aburrido. Es ideal buscar más y más alimentos que puedas comer. No deben ser procesados, sino sanos, frescos e integrales. Una vez que encuentres esos alimentos, serás capaz de disfrutar incluso más tus comidas.

3. Busca un compañero adecuado

Puede que no lo sepas, pero entrenar con un compañero está altamente recomendado. Este compañero puede ser tu pareja, un hermano o un amigo que comparta tus pasiones. Puedes seguir toda la dieta y los planes de comida con este compañero y, después, ser uno el entrenador del otro durante los entrenamientos. Es genial tener un compañero porque pueden motivarse el uno al otro, comprar juntos y, en general, compartir este viaje con alguien cercano.

4. Usa fotos de antes y después

Las fotos son muy importantes porque te motivan. Es motivador ver fotos y apreciar lo lejos que has llegado. Piensa en sacar fotos del antes y el después a los 3, 6 y 9 meses. La diferencia es increíble y definitivamente te impresionará y animará a otros.

5. Otras cosas que puedes hacer

Hay un par de cosas más que puedes hacer para llevar el seguimiento de tu progreso, observar cambios y desarrollos y mantenerte motivado. Coge una balanza y pésate. Si puedes medir tu peso, deberías pesarte de forma regular, probablemente una o dos veces por semana. Apunta las medidas cada vez que te pesas.

También puedes tomar medidas del diámetro de tu cintura, pecho, brazos y piernas. Si llevas un ayuno intermitente adecuado, notarás una reducción de esas medidas. Por ejemplo, las medidas de tu cintura deberían reducirse drásticamente cuando ayunas. También deberías entrenar de forma regular. Los entrenamientos frecuentes y la actividad física te ayudan a mantenerte en forma y a perder peso.

También deberías ver los pliegues que puedas tener en la piel. Los pliegues suponen excesos de piel que se hacen visibles cuando perdemos peso. Si sigues estas ideas tan sencillas, no hay duda de que conseguirás tus objetivos de pérdida de peso.

Capítulo 9: Enfermedades Tratadas o Curadas

Ayunar ha formado parte de la cultura humana durante siglos. Los médicos han defendido el uso del ayuno por distintas razones, incluyendo el tratamiento y diagnóstico de enfermedades. Recientemente, el ayuno intermitente se ha alzado como una forma fiable de tratar numerosas afecciones y enfermedades. Existe evidencia anecdótica, así como numerosos testimonios de individuos que han experimentado la curación de una u otra enfermedad. Algunos pacientes han proporcionado evidencia creíble de la curación de enfermedades crónicas.

1. Diabetes tipo II

¿Puede el ayuno intermitente curar la diabetes tipo II? Es muy probable. La razón es que el ayuno intermitente ayuda a reducir los niveles de azúcar en sangre. Estos niveles pueden llegar a ser tan bajos, que puede que no se requiera el uso de medicación.

Esta idea de usar el ayuno intermitente para tratar la diabetes ha sido liderada por el médico y especialista renal, Dr. Jason Fung. El Dr. Fung trabaja como nefrólogo en el Intensive Dietary Management Clinic en Toronto, Canadá. E el transcurso de su desarrollo profesional se ha encontrado con numerosos pacientes que sufren de diabetes y fallo renal.

Ha utilizado el ayuno intermitente para ayudar a tratar la diabetes en sus pacientes con excelentes resultados. Aparentemente, la diabetes de tipo II es la forma más frecuente de diabetes y supone un 89-90% de los casos. Se asocia con obesidad, malos hábitos alimenticios y, por lo general, se manifiesta tarde en la vida.

Un aspecto importante de la diabetes es la resistencia a la insulina. Normalmente, el cuerpo produce la hormona insulina con el fin de regular el azúcar en sangre. La insulina facilita la transferencia de la glucosa en sangre hacia las células para usarla como energía. Sin embargo, por algún motivo que se desconoce, a veces los tejidos no responden a la insulina, por lo que queda demasiada glucosa en la sangre.

A los pacientes, normalmente, se les pone un tratamiento que ayuda a dirigir la glucosa hacia las células. Sin embargo, de acuerdo con el Dr. Fung, este enfoque no es el adecuado. El ayuno intermitente puede ayudar a regular el azúcar en sangre y ayudar a tratar la diabetes tipo II de forma efectiva. Cuando ayunas, el cuerpo es capaz de quemar el exceso de azúcar y hace que las células y tejidos vuelvan a ser sensibles a la insulina.

La diabetes de tipo II es una afección completamente reversible según el Dr. Fung. Ayunando regularmente, los pacientes tienden a perder peso y superar la resistencia a la insulina. En muchos casos, incluso dejan de necesitar medicación.

2. Alzheimer y Parkinson

Ya hemos oído hablar sobre el poder del ayuno intermitente y como limpia el cuerpo y mejora la salud. Además, se ha establecido que el ayuno intermitente es capaz de afectar positivamente ciertas enfermedades neurodegenerativas como el Parkinson y el Alzheimer.

Existe evidencia concreta, de acuerdo con un estudio del Dr. Mark Mattson de la Escuela de Medicina John Hopkins. El estudio revela que el ayuno intermitente hace que el cerebro funcione de una forma mucho más sana. De acuerdo con los resultados de su investigación, ayunar un par de veces a la semana aumenta las conexiones neuronales en una parte del cerebro denominada hipocampo.

Cómo ayuda con las enfermedades neurodegenerativas

De acuerdo con los descubrimientos de la investigación, el Dr. Mattson cree que el ayuno desafía al cerebro. Como respuesta, el cerebro activa respuestas al estrés conocidas como respuestas adaptativas al estrés. Esto ayuda al cerebro a lidiar con la enfermedad. Visto desde la perspectiva de la evolución, tiene sentido que el cerebro responda tan bien cuando no ha recibido nutrientes durante horas.

Ayunar convierte las grasas en cetonas para producir energía. El proceso fomenta, en general, una mejora de la salud cerebral y, en particular, una transformación saludable en la región del cerebro encargada de la memoria y el aprendizaje. Funciona de verdad y los científicos están emocionados. Quemar grasas para producir cetonas ayuda al cerebro a transformarse como respuesta al estrés. Lo mismo sucede cuando hacemos ejercicio. El Dr. Mattson aconseja a sus pacientes que sigan dos formas diferentes de ayuno intermitente. Estas son el protocolo 5-2 y el protocolo de tiempo restringido. También aconseja hacer algún tipo de actividad física regularmente. Hacer ejercicio es un requerimiento para este enfoque curativo inspirado en el ayuno.

3. Esclerosis Múltiple

En los pacientes que sufren esclerosis múltiple, el sistema inmune ataca erróneamente las conexiones que mantienen unidas a las células nerviosas y hace que no se puedan comunicar correctamente. El sistema inmune no solo ataca los enlaces neuronales, sino que daña los nervios como tal. El indeseable resultado es dolor crónico, debilidad muscular, problemas de coordinación y fatiga.

Desafortunadamente, actualmente no existe cura para la esclerosis múltiple. Las opciones de tratamiento disponibles para los pacientes solamente ayudan a controlar los síntomas. Se ha sugerido que la dieta puede ayudar al cuerpo a combatir esta afección.

Investigadores de la Escuela de Medicina de la Universidad Washington en San Luis, Misuri, creen que intervenciones como seguir un protocolo de ayuno intermitente puede ayudar en el control de esta enfermedad. Una de las investigadoras involucradas en este estudio, la Dra. Laura Piccio, dice que existe evidencia anecdótica de pacientes que han recuperado la capacidad de caminar después de empezar un estilo de vida de ayuno intermitente. Además, la doctora afirma que el ayuno intermitente ayuda mucho a controlar los síntomas de la esclerosis múltiple. Esto supone una gran diferencia en la vida de los pacientes que viven con esta afección crónica.

Primero, los investigadores llevaron a cabo pruebas en el laboratorio con ratones y obtuvieron resultados impresionantes. Después probaron el ayuno intermitente en seres humanos y los resultados fueron absolutamente fenomenales. Los resultados del estudio fueron publicados en la revista Cell Metabolism.

4. Presión Sanguínea Elevada

Ayunar tiene grandes beneficios para la salud del corazón y, en consecuencia, para la presión sanguínea. Según el cardiólogo Dr. Ahmed, MD, ayunar durante cortos períodos de tiempo de forma regular tiene numerosas ventajas para el cuerpo y, en general, para la salud. Básicamente, ganas al limitar tu ingesta calórica.

Generalmente, cuando ayunas pierdes peso. La pérdida de peso hace que el corazón trabaje menos. Ayunar también provoca suficiente estrés al cuerpo, pero de una manera positiva. El corazón se vuelve más fuerte y no tiene que esforzarse tanto para bombear la sangre.

En 2018 se publicó una investigación sobre los beneficios del ayuno intermitente en la salud en la revista Nutrition and Healthy Aging. Los descubrimientos de la investigación muestran que el ayuno intermitente ayuda a perder peso y bajar la presión sanguínea. El estudio se centraba en individuos con obesidad y todos perdieron sustanciales cantidades de peso.

Muchos otros marcadores importantes también presentaron mejoras extraordinarias. Algunos de ellos son el colesterol, la resistencia a la insulina y la masa grasa. Todos ellos descendieron extraordinariamente, lo cual ayuda a la reducción de la presión sanguínea. Según los investigadores, el protocolo 16/8 es el que mejores resultados ofrece.

5. Enfermedades Cardiovasculares

Algunas de las principales causas de enfermedades cardiovasculares son el sobrepeso, niveles elevados de colesterol, diabetes y presión sanguínea alta. Los investigadores han mostrado que el ayuno intermitente o restringir comidas y bebidas puede mejorar significativamente los factores de riesgo relacionados con el sistema cardiovascular.

Un estudio muestra que los individuos que siguen el estilo de vida del ayuno intermitente tienen mejor salud cardíaca que aquellos que no lo hacen. Si pierdes peso debido al ayuno intermitente y reduces grasa, entonces tu salud cardiovascular estará en mucho mejor forma.

Además, el ayuno intermitente emparejado con un estilo de vida activo conduce a unos niveles bajos de azúcar en sangre. También reduce los niveles de lipoproteínas de baja densidad (LDL por sus siglas en inglés), también conocido como colesterol malo.

6. Salud Cerebral

Se ha probado que el ayuno intermitente reduce la inflamación a lo largo del cuerpo. También es una excelente herramienta de pérdida de peso y una gran forma de recargar el cerebro. La mayoría de las enfermedades crónicas que enfrentamos son resultado de la inflamación. Esto incluye la diabetes, la demencia y el Alzheimer, entre otras.

El ayuno intermitente reduce la inflamación por medio de la autofagia, las cetonas y el control de la insulina. Además, cuando ayunamos, se crean más células cerebrales o neuronas. De acuerdo con el Dr. Mattson de la Universidad John Hopkins, ayunar aumenta rápidamente la neurogénesis en el cerebro. El término neurogénesis hace referencia a la creación y desarrollo de nuevas células cerebrales y tejido nervioso asociado. Ayunar también impulsa la producción de una proteína conocida como FNDC (BDNF por sus siglas en inglés), que es una proteína de crecimiento milagrosa. Esta proteína ayuda al cerebro a crecer, cambiar y adaptarse a nuevos ambientes.

7. Cáncer

El ayuno intermitente se usa principalmente para perder peso. Sin embargo, se sabe que tiene numerosos beneficios más que van desde salud cerebral hasta protección frente a enfermedades como la diabetes. Los pacientes que sufren distintos tipos de cáncer también se benefician inmensamente al adoptar un estilo de vida de ayuno intermitente.

Existe evidencia ampliamente aceptada de que ayunar, especialmente de forma intermitente, ralentiza y dificulta el crecimiento de tumores cancerígenos. El ayuno intermitente también reduce los efectos secundarios del tratamiento, ayuda a que la quimioterapia sea más efectiva, previere recaídas e incrementa drásticamente las tasas de supervivencia de los pacientes.

Aunque todavía hay muchas investigaciones en marcha, información verificable actual muestra que el ayuno intermitente ayuda a luchar contra el cáncer, reduce las posibilidades de aparición de nuevas células tumorales y ayuda a curar, mejorando los efectos de la quimioterapia y otras opciones de tratamiento. Ayunar también priva a los tumores cancerígenos de los nutrientes que necesitan para crecer y avanzar.

8. Salud Intestinal

El ayuno intermitente es beneficioso para tu intestino. Fomenta la salud intestinal de diferentes formas. El intestino humano contiene una gran cantidad de microbios, en los que se incluyen hongos, virus y bacterias de todos los tamaños y formas. Hay más de mil especies de microbios en tu intestino y tienen un gran impacto en tu salud.

La microbiota intestinal puede alterar la forma en que el cuerpo metaboliza la comida. Incluso informan al cerebro cuando tenemos hambre y cuando estamos llenos. Es evidente que ayunar tiene un gran efecto sobre la microbiota intestinal. Ayunando mejoramos la calidad de los nutrientes, afectando positivamente a la microbiota.

Durante miles de años, el cuerpo se ha acostumbrado a ayunar y no recibir calorías. Es muy reciente el hecho de tener acceso a calorías las 24 horas del día, 7 días a la semana. Recortando alimentos, el sistema digestivo y las bacterias intestinales hacen una pausa. La calidad de la microbiota intestinal y su naturaleza mejoran extraordinariamente cuando ayunamos. Puedes encontrar mucha más información sobre esto en este enlace. A lo que nuestros cuerpos estaban acostumbrados realmente era a la falta de comida. Por eso prosperamos en tiempos de escasez. El estrés causado por el ayuno ayuda al cuerpo a funcionar a niveles óptimos.

9. Enfermedades Autoinmunes

Existen estudios que muestran beneficios potenciales del ayuno intermitente en enfermedades autoinmunes como la artritis reumatoide y la fibromialgia. Este estilo de vida es también muy prometedor en lo que a otras enfermedades autoinmunes se refiere, como la esclerosis múltiple, el lupus, etc.

Básicamente, cuando ayunas por un período prolongado de tiempo, el cuerpo tiene oportunidad de relajarse y descansar. El cuerpo usa esta oportunidad para sanar, recuperarse y repararse porque no está ocupado digiriendo comida o protegiéndote de sustancias inflamatorias que van en los alimentos que comemos.

Cuando sana, muchas cosas positivas suceden. Por ejemplo, puede reparar un intestino permeable precursor de enfermedades autoinmunes. Un intestino permeable es un término que hace referencia a la permeabilidad del intestino. Cuando esa permeabilidad alterada y el recubrimiento intestinal se arreglan, las enfermedades autoinmunes son más fáciles de controlar.

10. Obesidad y Sobrepeso

Muchas personas han reconocido que el ayuno intermitente es una herramienta efectiva de pérdida de peso. De hecho, la mayoría de la gente que sigue este sencillo estilo de vida lo hace para perder peso y mantenerlo así. El motivo por el que el ayuno intermitente es tan popular como herramienta de pérdida de peso es porque no implica demasiado esfuerzo, hambre constante ni contar calorías.

Existen numerosos estudios que muestran la veracidad de esto. Se hizo una prueba donde individuos con obesidad estructuraron sus comidas de tal forma que ayunaron un total de 16 horas diarias, pero tuvieron permitido comer cualquier cosa que quisieran en las 8 horas restantes. Los resultados fueron impresionantes y mostraron una pérdida modesta de peso.

Después, se pidió a ese mismo grupo que ayunaran por completo durante 16 horas y redujeran su ingesta calórica a solamente 350 calorías durante el intervalo de alimentación. Este estudio fue realizado por Krista Varady, profesora asociada de nutrición en la Universidad de Illinois en Chicago. Todos los participantes perdieron cantidades significativas de peso. Si se hace correctamente y, a la vez, se entrena regularmente, el ayuno intermitente permite que personas con obesidad y sobrepeso pierdan ese peso y lo mantengan así.

Capítulo 10: Mitos, Preguntas Frecuentes y Consideraciones para Hombres y Mujeres

Hay numerosos beneficios que se desprenden de este estilo de vida. Hay muchos testimonios, así como evidencia anecdótica sobre gente que ha perdido grandes cantidades de peso o se ha curado de alguna afección grave. Si quieres disfrutar de los beneficios del ayuno intermitente, debes hacerlo correctamente. Lo que necesitas ser capaz de hacer es evitar cometer errores comunes y desmontar algunos mitos.

Mitos sobre el Desayuno

Durante mucho tiempo, crecimos creyendo que el desayuno es la comida más importante del día. Nos aconsejaban que no dejáramos la casa sin tomar el desayuno. Sin embargo, la pregunta es si realmente es la comida más importante del día. ¿Es recomendable empezar el día con una comida completa?

Mito 1: El desayuno es fundamental y una opción saludable

Durante mucho tiempo hemos creído que el desayuno es fundamental y que debemos tomarlo para tener una buena mañana. Sin embargo, esto no es necesariamente cierto. No todos los desayunos son iguales y algunas opciones no son saludables. El desayuno más sano debe incluir proteína, cereal integral, fruta o zumo 100% natural.

Mito 2: Saltarse el desayuno ayuda a perder peso

Aunque saltarse algunas comidas y recortar calorías es buena idea, en algunas circunstancias puede no serlo. Algunos expertos en salud creen que saltarse el desayuno puede ir en detrimento de tu salud en determinadas circunstancias. El hambre puede hacer que te excedas más tarde. Siempre debes mantener una dieta equilibrada.

Mito 3: El desayuno es la comida más importante del día

Durante mucho tiempo hemos creído que el desayuno es la comida más importante del día. Sin embargo, la verdad es que no hay una comida que sea la más importante. El aspecto fundamental a considerar en cualquier comida es la calidad y la cantidad consumida en cada una.

10 Preguntas Frecuentes sobre el Ayuno Intermitente

Pregunta 1: ¿Qué es el ayuno intermitente?

El ayuno intermitente es un patrón de alimentación donde alternas entre períodos de alimentación y de ayuno. No es una dieta que te dice los tipos de alimentos que debes comer y los que no. En cambio, es un estilo de vida donde ayunas por algunas horas, normalmente 16 al día, y después haces tus comidas en el tiempo restante.

Pregunta 2: ¿Cuáles son los beneficios de este estilo de vida?

El ayuno intermitente tiene numerosos beneficios. La mayoría de la gente sigue este estilo de vida con el fin de perder peso. Con él, pierdes peso gradualmente, lo que significa que probablemente lo pierdas para siempre y ganes, en su lugar, masa muscular magra y fuerte.

Puedes esperar ver tu esperanza de vida extendida. Estudios del National Institute of Ageing muestran que los animales tienden a envejecer más despacio y vivir más si comen menos calorías.

Notarás una mejora en el rendimiento de tus hormonas. Por ejemplo, puedes esperar reducir los niveles de insulina, aumentar los niveles de hormona del crecimiento humano o HGH y una reducción de los niveles de azúcar en sangre.

Todo esto favorece la pérdida de peso, el mantenimiento de masa muscular y reduce el riesgo de enfermedades cardíacas y diabetes. El ayuno intermitente fomenta la salud corporal eliminando la inflamación.

Pregunta 4: ¿Cómo y por qué quema grasa el ayuno intermitente?

Cuando limitas tu ingesta calórica, hay menos glucosa en tu organismo. Esto hace que el cuerpo se apoye en las grasas almacenadas que en la glucosa derivada de los hidratos de la dieta. Como el cuerpo necesita energía para funcionar, quemará las grasas almacenadas para producir la energía que necesita.

Pregunta 5: ¿Qué lo hace tan efectivo?

Una de las razones por las que el ayuno intermitente es tan poderoso es debido a la respuesta adaptativa de las células. La respuesta resulta en una reducción de la inflamación y el estrés oxidativo. El cuerpo también mejora la producción celular y optimiza el metabolismo. El ayuno intermitente ayuda al cuerpo a manejar el estrés mucho mejor, especialmente cuando las células tienen que lidiar con limitaciones nutricionales.

Pregunta 6: ¿Qué tipos protocolos de ayuno intermitente existen?

Hay muchas formas de hacer un ayuno intermitente. Existen diferentes protocolos que puedes seguir. Tenemos los protocolos 5-2, 16/8 y el de días alternos. También está el de 24 horas, que puedes hacer dos o más veces al mes. Por lo general, no hay un protocolo que sea mejor que otro. Simplemente es recomendable identificar el que mejor funcione para cada uno y seguirlo.

Pregunta 7: ¿Por dónde empiezo?

Una vez que decidas que quieres seguir este estilo de vida, debes pensar y planificar cómo vas a empezar el viaje. Planea empezar a ayunar un día específico. Puede ser un lunes o cualquier otro día de la semana. La noche antes de empezar es tu primera noche antes del ayuno intermitente. Asegúrate de comer proteínas, hidratos de carbono complejos y verduras. Los hidratos complejos y las proteínas te harán sentir lleno durante más tiempo. Cuando te levantes por la mañana, ya habrás ayunado durante 8 horas. En este punto, debes seguir con tu vida de forma normal. Bebe café solo, té verde o agua si empiezas a sentir hambre.

Pregunta 8: ¿Cómo hago el ayuno intermitente para perder peso?

Según expertos, la forma más sencilla de perder peso con un estilo de vida de ayuno intermitente es ayunar una vez a la semana. Idealmente, perdemos peso cuando consumimos menos calorías de las que quemamos. Ayunos de un día implican tomar la cena de un día y no volver a comer nada hasta la cena del día siguiente. Mientras ayunas, tu cuerpo usará la grasa almacenada para generar energía.

Pregunta 9: ¿Cuáles son los mejores alimentos para después del ayuno?

La calidad de los alimentos es fundamental si quieres disfrutar los beneficios del ayuno. Si terminas tu ayuno en torno a la hora de la cena, debes cenar en ese momento. Sin embargo, si terminas sobre las 4 de la tarde, debes tomar un aperitivo y esperar a la hora de la cena.

Sea cual sea la comida que decidas tomar, asegúrate de que contiene cantidades suficientes de verduras variadas, proteínas de calidad como pescado o pollo e hidratos como arroz integral o boniato. La mayoría de la gente suele comer sano después de ayunar. Esto es muy recomendable porque comer sano hace que estemos sanos.

Pregunta 10: ¿Puedo entrenar durante el intervalo de ayuno?

A veces puedes querer entrenar en ayunas. Es probable que resulte en una pérdida de peso significativa. Entrenar en ayunas es muy popular entre quienes buscan perder grandes cantidades de peso en cortos períodos de tiempo.

En los días de no ayunar, puedes realizar entrenamientos más exigentes. Puedes salir a correr o incluso subir una montaña. Trabaja en tu musculatura y desarróllala, de manera que estés sano y en forma. Siempre ten cuidado y vigila tus niveles de energía antes de entrenar.

Hombres y Ayuno Intermitente - Consideraciones

1. *Grasa abdominal rebelde*: Muchos hombres tienen una barriga que nunca desaparece, sin importar lo duro que entrenen. Afortunadamente, el ayuno intermitente ofrece la mejor solución hasta el momento. Siguiendo este estilo de vida, es probable que pierdas esa grasa abdominal y vuelvas a tener un vientre plano. También es posible desarrollar la musculatura abdominal.

2. *Hormona de crecimiento humano*: Mientras ayunas, tu cuerpo produce cantidades mayores de HGH. Es una hormona muy importante, ya que promueve el crecimiento y desarrollo de tejidos y músculos. Niveles altos de HGH son necesarios para ralentizar el envejecimiento.

3. *Desarrolla músculos fuertes*: El ayuno intermitente te ayuda a perder peso. Esto supone una excelente oportunidad para desarrollar la musculatura. Los ejercicios anaerobios son

fundamentales si quieres desarrollar un cuerpo fuerte con musculatura magra. Necesitarás, por tanto, entrenar de forma regular, comer alimentos adecuados y ayunar ocasionalmente.

4. *Mejora tu estado físico*: Mientras ayunas, deberías mantenerte en forma. Es recomendable entrenar frecuentemente y llevar una vida activa. Si entrenas habitualmente te pondrás en forma y estarás más fuerte. Tu reto será mantener esa forma física a largo plazo.

5. *Come porciones más pequeñas*: Probablemente estés acostumbrado a comer porciones de comida relativamente grandes, tanto en casa como en restaurantes. Esas porciones no son buenas para ti. Solamente te ayudan a acumular kilos. Aprende a reducir el tamaño de los platos para que consumas solamente las calorías que tu cuerpo necesita.

Mujeres y Ayuno Intermitente - Consideraciones

1. *Pérdida de peso*: Probablemente hayas probado todas las dietas que existen con el fin de perder peso. Afortunadamente, existe el ayuno intermitente. Este estilo de vida saludable te asegura perder peso si lo hacer correctamente. Hay formas de acelerar el proceso, como hacer cardio en ayunas o ayunar por períodos prolongados.

2. *Grasa abdominal rebelde*: Al igual que los hombres, las mujeres luchan con la grasa abdominal. Si entrenas frecuentemente y reduces tu ingesta calórica, perderás la grasa abdominal de forma lenta pero segura. Asegúrate de seguir correctamente tu protocolo de ayuno preferido.

3. *Ayuno y hormonas*: Una de las principales diferencias entre hombres y mujeres en lo que al ayuno se refiere es como se ven afectados por las hormonas. Según los científicos, las hormonas femeninas se ven afectadas mucho más por el ayuno que las masculinas. Creen que se debe a una proteína llamada kisspeptina. Afortunadamente, el ayuno intermitente puede ayudar en la regulación hormonal. Cuando ayunes, entrenes y comas sano, tu cuerpo regulará las hormonas mejor.

4. Señales de hambre: Una vez que empieces a ayunar, es probable que sientas bastante hambre. Muchas de las hormonas relacionadas con el apetito aparecen en mayores cantidades en mujeres que en hombres. Intenta no ignorar las señales de hambre. En su lugar, prepárate bien para las sesiones de ayuno comiendo bien la noche anterior. Aumenta tu ingesta de proteínas y bebe mucha agua. Además, ayuna una o dos veces en semana en días no consecutivos.

5. Considera un ayuno progresivo: Este es un protocolo de ayuno desarrollado específicamente para mujeres. Este enfoque es más amable con el cuerpo y ayudará a que tus hormonas se normalicen y no te molesten tanto. El ayuno progresivo tiene algunos beneficios. Por ejemplo, puedes esperar ver tus niveles de energía aumentados, perder tanto peso como grasa y no experimentar prácticamente ningún cambio hormonal.

Capítulo 11: Ayuno Intermitente y Famosos

El estilo de vida del ayuno intermitente, definitivamente, ha llamado la atención de gente de todo el mundo. Los famosos no se han quedado fuera. Todo el mundo ha escuchado lo impresionante que es este estilo de vida y lo increíbles que son los resultados. Es por esto que mucha gente, incluyendo famosos, se están subiendo al carro.

Ha habido muchas dietas que han llenado titulares en las últimas décadas. Algunas son la dieta del pomelo, la dieta baja en grasa e incluso la Master Cleanse o dieta de la limonada. Tristemente, no duraron mucho. Sin embargo, el ayuno intermitente es diferente porque no es una dieta, sino un estilo de vida y una forma de comer. Implica períodos de ayuno y alimentación. La mayoría de los famosos han probado uno o dos protocolos, aunque existen más de cinco habituales. Estos son algunos de los famosos que han elegido seguir el estilo de vida del ayuno intermitente.

1. Jennifer Lopez

Una de las famosas más conocidas que realiza el ayuno intermitente es Jennifer Lopez, también conocida como J. Lo. Aunque siempre parece muy glamurosa, J. Lo trabaja muy duro para lucir así. Parte de su estilo de vida implica no comer nada por un período de 8 horas cada día. También entrena regularmente y come sano. Esto muestra lo bien que cuida de su cuerpo y su salud.

2. Nicole Kidman

Se dice que esta actriz australiana es una gran seguidora de este estilo de vida. Al igual que J. Lo, Nicole Kidman prefiere seguir la regla de ayunas durante 8 horas. Ella prefiere ayunar regularmente y opta por verduras y proteínas limpias cuando le toca sentarse a comer.

3. Justin Theroux

Justin no solo es un famoso muy conocido, sino una persona muy concienciada sobre su salud. Es por ello que su entrenador lo convenció de seguir el estilo de vida del ayuno intermitente. Desde que descubrió este estilo de vida, Justin ha estado ayunando durante 12 horas, entre las 7:00 pm y las 7:00 am, y come solamente en las horas restantes.

4. Beyoncé

Una de las principales artistas femeninas de todos los tiempos es Beyoncé Carter. Beyoncé, o Bey como se la conoce popularmente, lleva un par de años siguiendo este estilo de vida, aunque nunca lo ha confirmado. Beyoncé se ve muy bien, está tremendamente en forma y pareciera no envejecer. Todo esto puede atribuirse al ayuno intermitente.

5. Terry Crews

Terry estaba entre los primeros famosos que proclamaron su amor por este estilo de vida. Lo sigue religiosamente. Su primera comida cada día es a las 2:00 pm. Su ventana de alimentación, que es de 8 horas nada más, llega hasta las 10:00 pm. Ayuna todos los días durante 16 horas, pero disfruta de una taza de café o té mientras lo hace. Además de ayunar, entrena regularmente y ha desarrollado una seria musculatura.

6. Hugh Jackman

Todos queremos a Hugh Jackman y nos encantan sus actuaciones. También fue de los primeros famosos en apoyar el ayuno intermitente. Como Terry Crews, él también prefiere ayunar durante 16 horas y comer durante las 8 restantes.

7. Antoni Porowski

Hasta Antoni es un ferviente defensor del ayuno intermitente. Aunque no presume de este estilo de vida, es aficionado a mantener su salud y estar en forma. Generalmente, toma su primera comida sobre las 12 del mediodía y mantiene su intervalo de alimentación abierto hasta las 8:00 pm. Después de eso no come nada hasta el mediodía del día siguiente. Su buena apariencia, buen físico y naturaleza amable realzan los aspectos del ayuno intermitente.

Otros famosos
Hay muchos famosos más que siguen este estilo de vida. Algunos son Liv Tyler, Miranda Kerr o Ben Affleck. Después de conocer los numerosos beneficios del ayuno intermitente, todos ellos decidieron seguirlo.

Muchos de estos famosos prefieren seguir el protocolo donde ayunan por 2 días y después comen normalmente los 5 restantes. Encuentran que este protocolo es más fácil de seguir y más amable con el cuerpo. Muchos famosos se enteraron de este estilo de vida a través de un documental de televisión. Les encanta este estilo de vida en particular porque realmente funciona y los resultados son muy visibles. El ayuno intermitente se ha probado con éxito y demostrado que funciona.

Otros que han elegido seguir este estilo de vida son Fiona Beckett de 'The Guardian' y el tío de Kate Middleton. Ambos son de la opinión de que este estilo de vida ha tenido un gran impacto en las vidas de otras personas y a ellos también les gustaría disfrutar de beneficios similares.

Conclusión

El ayuno intermitente supone uno de los más efectivos cambios de estilo de vida conocidos por el hombre. Los que han abrazado este estilo de vida, han visto cambios increíbles y disfrutan de una gran calidad de vida. Esto es por lo que muchos consideran este cambio de estilo de vida la mejor decisión que han tomado.

Este estilo de vida es, de hecho, muy sencillo. A diferencia de otras dietas y modas alimentarias, no tiene más demandas que alternar intervalos de ayuno y alimentación. Unos requerimientos tan sencillos tienen unos resultados sorprendentes.

Empezar es muy sencillo. El primer paso es entender este estilo de vida, cómo funciona y todos sus beneficios. Una vez que entiendas y aceptes la parte teórica, tienes que empezar a aplicarlo. La transición es muy simple. Una vez hecha la transición, podrás dar rienda suelta a este estilo de vida y superar los retos iniciales.

Es más fácil seguir este estilo de vida porque hay numerosos protocolos entre los que elegir. No te verás obligado a seguir uno en particular, sino que serás libre de elegir el método que más te guste. El estilo de vida es flexible y esto te permite hacer ciertos cambios para adaptarlo a tu forma de vida. Y, si cometes errores por el camino, no debes desesperar y rendirte. Los errores son parte del aprendizaje. Simplemente sacúdete el polvo y empieza de nuevo.

Los beneficios del ayuno intermitente son muchos. El ayuno intermitente te permite perder peso y fomenta la salud minimizando la inflamación. El ayuno intermitente ayuda a curar enfermedades y tratar ciertas afecciones para que puedas disfrutar de una salud óptima. Si encuentras dificultades, debes buscar una persona de fiar a la que consultarle tus dudas. Por ejemplo, busca un libro que leer, una página web o una persona con experiencia con la que hablar. Es maravilloso si encuentras a alguien con quien compartir este viaje. Identifica a un amigo, pareja o miembro de la familia y trabajen juntos. Siempre es más fácil cuando tienes a alguien que te anime y apoye durante el camino.

Motivación: Si necesitas inspiración o motivación, considera la idea de unirte a un grupo de individuos que compartan tus intereses. Hay muchos grupos en las distintas redes sociales. Busca un grupo, aborda a sus miembros y comparte tus experiencias y desafíos. Estás destinado a encontrar un compañero que te escuche y dé consejos útiles. Los beneficios de este estilo de vida son muchos y deberías compartirlos. Recuerda beber mucha agua mientras ayunas y entrena regularmente. Estás destinado también a tener éxito si sigues este estilo de vida correctamente y te adhieres a él de forma diligente. Toma fotos de las distintas fases para que veas los cambios tan increíbles que has sufrido a lo largo de este maravilloso estilo de vida.

Si disfrutaste de este libro, por favor, déjame una reseña positiva en Amazon, ya que me permite seguir produciendo libros de calidad. Gracias.

www.ingramcontent.com/pod-product-compliance
Lightning Source LLC
Chambersburg PA
CBHW072151020426
42334CB00018B/1958